大人の発達障害ってそういうことだったのか その後

北里大学精神科学主任教授
宮岡 等

×

よこはま発達クリニック院長
内山登紀夫

医学書院

まえがき——宮岡 等

前著『大人の発達障害ってそういうことだったのか』が発刊されてから約5年経ちました。この間、大人の発達障害を精神医学がさらに整理して、社会に広めないといけないと私が考えた理由が主に三つあります。

第一に、私は地域の精神科中核病院として機能している大学病院に勤務する精神科医です。前著の頃にも感じていたことですが、当時も現在も、治りにくいうつ病や統合失調症が疑われるが確定診断できない症例、典型例とはやや異なる症状特徴をもつ強迫性障害や不安障害、依存や嗜癖などで病院に紹介される患者さんの中に、発達障害、特に自閉症スペクトラムという観点をもちこめば理解しやすく、対応や治療も考えやすい方がいるという点でした。しかし紹介した一般医だけでなく、精神科医すらもそれに気付いていないことが少なくありません。

第二に、私は企業の産業医を担当したり、地域で小・中学校教員や学校カウンセラーとの議論の場をもったりする機会が多いのですが、彼らが接する職員や学生の中に自閉症スペクトラムや注意欠如・多動性障害として、多少なりとも医療のアドバイスを受けたほうがいい方がいるのではないかという点です。しかしそれに気付かず、うつ病、適応障害、単なる不登校、なまけなどとして対応されていることが少なくありません。一方、精神科医が自閉症スペクトラムや注意欠如・多動性障害と診断し、医療の問題として重視して、仕事や生活面への対応を軽視する場面にもよく出会いました。それは学校や職場にも影響しているように思えます。

第三に、大人の発達障害に関連した一般書が非常に売れていることです。筆者らは前著で相当慎重に議論したつもりでしたが、その後の各出版社から出される関連書籍の売り上げは大変なものです。これには二つの問題があり、一つ目は、子どもの頃に発達障害と診断される方への診断や治療は、精神医学の中である程度、まとまった教科書が書けると思います。しかし大人になってから発達障害と診断される場合、精神科医の中にコンセンサスはありません。それを専門家内での十分な議論もないままに書籍などにまとめている専門家がいるということです。二つ目は、そのような曖昧な議論をそのまま精神科医や心理職向けの専門書ではなく、一般書として出版する著者や出版社があることです。もちろん言論の自由は妨げられるべきではありませんからやむを得ないのですが、もう少し専門家間での議論を経た後でも遅くはないと思います。

このようなことを前著で編集の労をとってくれた医学書院の松本哲さんに話していたら、「前著のその後を対談で話してみたら」という話になりました。私の中でも「大人の発達障害はこのままでは精神医学の中で位置づけられないし、適切に社会で活用できる概念にはならない」という強い思いがありますので、再度内山登紀夫先生と話の場をもつことにしました。前著以降の流れや問題点が山積していることをご理解いただき、少しでも適切な理解の一助になれば幸いです。

2018年5月

※本書内の脚注には3種類あります。は前著『大人の発達障害ってそういうことだったのか』の参照箇所です。には本文中の用語の解説や診断基準などを詳しく記載しました。は対談を聞いていた編集者のメモです。対談の要点が簡潔に記載されていましたので、載せることにしました。形式が十分整理されているわけではありませんが、宮岡が内容を確認したものであり、短時間で本書を理解していただくには有用と考えます。

※本書内で紹介しているケースは、実例をもとに性別や年齢などをアレンジした内容となっています。

目次

第2章　診断・治療総論

第3章　ＡＤＨＤの話……109

装丁デザイン・糟谷一穂

第1章 少し長めのイントロダクション

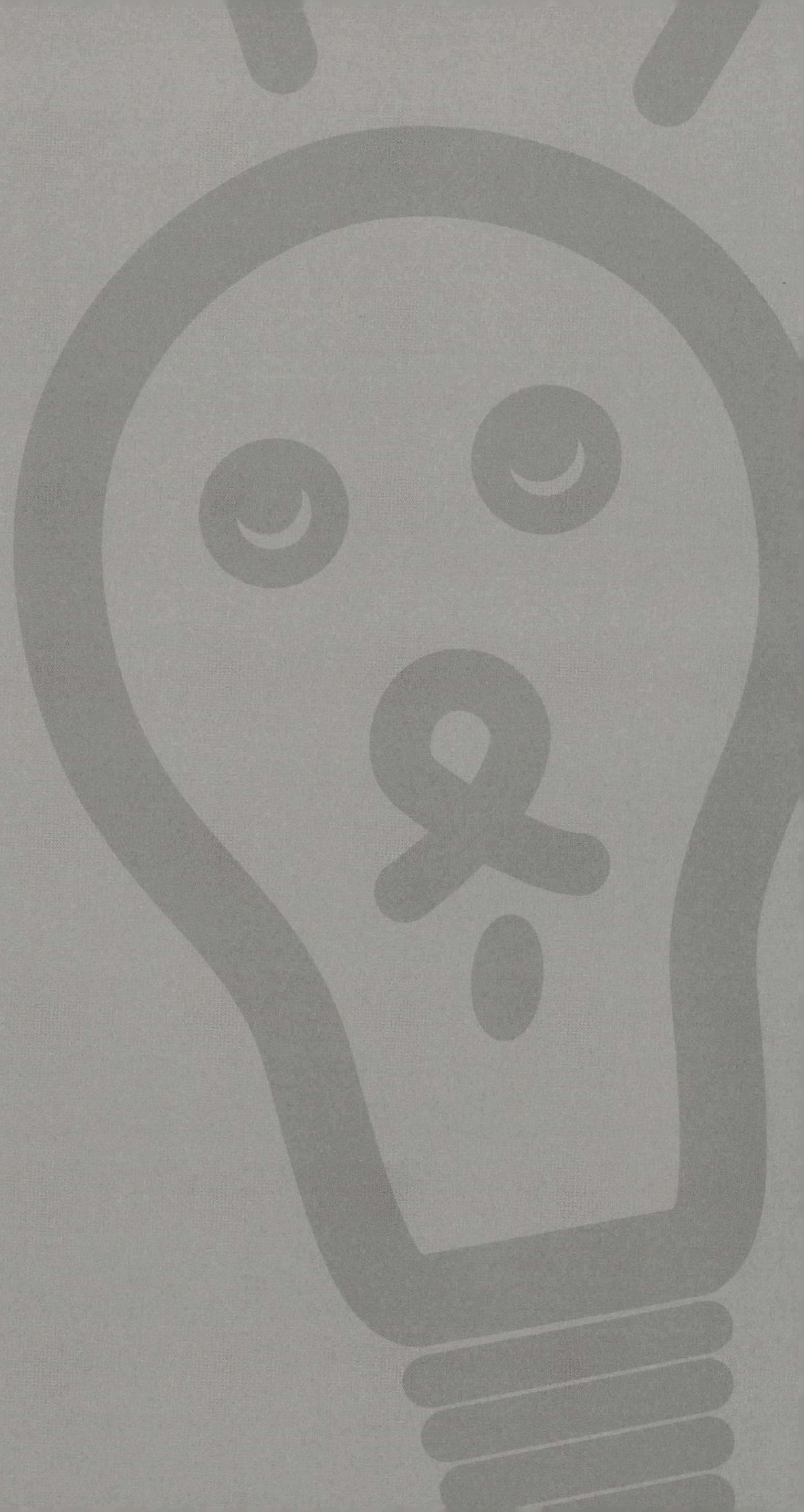

今や発達障害は"ブーム"
過剰診断と過少診断という裏表の問題も

宮岡　『✿大人の発達障害ってそういうことだったのか』を発行したのは2013年6月です。当時、その2〜3年前から学会で大人の発達障害が大きく取り上げられるようになり、重要なテーマではあるけれどわからない点が多すぎるということで、内山登紀夫先生に対談をお願いして、いろいろと教えていただきました。

今や「発達障害」という言葉はブームと言っても過言ではなく、中には「発達障害バブルだ」なんて言う人もいます。私の日常臨床でも、他の病院やクリニックから「発達障害の疑い」で紹介されてくる人が以前より増えています。また学校の先生が「この子は発達障害じゃないか」と言ったり、企業では欠勤の多い社員や長期休職者に対して「発達障害っぽいね」という噂が出たりするという話も聞きますので、一般の方々にもかなり広まってきているのを感じています。

実際のところ、専門家であるはずの精神科医ですら現状を十分に把握し切れていない状況の中で、むしろ疾患概念が広がりすぎたんじゃないかと心配することもあ

✿『大人の発達障害ってそういうことだったのか』（著：宮岡等／内山登紀夫、医学書院、2013）

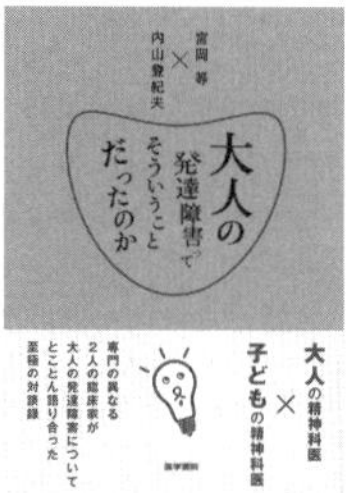

ります。私が「発達障害が過剰診断になる傾向があるのでは？」と話すと、「（前書を指して）おまえにも責任の一端があるぞ」などと言われることもあります。

私の印象はそのような感じで、自分自身の大人の発達障害に関する臨床経験も増えてきましたので、今回、もう一度先生と議論してみようと考えたわけですが、内山先生はそのあたりどのようなご印象をお持ちですか。

内山　うーん、難しいところですね。確かに概念が広がりすぎた感はありますが、僕の印象では「適当な」診断が増えたんじゃないかな、という感じです。本人や家族、または会社の担当者が「発達障害じゃないか」と疑って病院に行くと、比較的すんなり発達障害と言われる。そういうケースは前書が発行された頃もそれなりにあったけれど、ますます増えている感じがしますね。

一方で、実際に臨床をやっていると、やっぱり今でも発達障害が見逃されていてあとになって診断がついてくるという人がいるんですね。ですので、概念が広がりすぎて何でもかんでも発達障害というわけでもないと思います。過剰診断も過少診断もあるのではないか、というのが僕の印象です。

宮岡　過剰診断と過少診断という、いわば裏表の問題があるような感じですが、ではまず過剰診断になっている背景についてはどうお考えですか。

内山　一つは発達障害の概念が浸透してきて、一見うつ病に見えるけれど難治性の場合は発達障害も疑いましょう、という考え方が精神科医の間に広まってきたことがあるのではないでしょうか。例えば、薬物反応性が悪い、抑うつ状態が遷延する、問題行動が続くという時に、この人はピュアなうつ病ではなくて、発達障害じゃないかと。そうやって一種の説明概念的に使うことが増えている気はします。

内山　それはすごく感じます。

宮岡　治りにくい人が「発達障害の疑い」と紹介されてくることは多いですね。

宮岡　「うつ病が治りにくいから発達障害じゃないか」という判断は、「うつ病の診療をきちんとできていないのではないか」という問題でもあるので、簡単に言ってはいけないと思いますけどね。

　前回、発達障害が注目されるきっかけの一つとして、いわゆる犯罪や事件の影響というお話（💡）がありましたが、それについてはいかがですか。

内山　これもまだあると思います。✲名古屋の女子大生による殺人事件は自閉症スペクトラム（ASD）プラス双極性障害という意見が出ていると思いますが、正直、裁判がらみのケースでは過少診断が多いような印象を僕は持っています。

宮岡　過少診断のほうですね。

内山　はい。発達障害が見逃された結果、重大なケースになってしまったということはあるように思います。

💡 **前書9頁**
神戸連続児童殺傷事件（1997年）、平野区市営住宅殺人事件（2011年）など。

✲ **名古屋大学元女子学生殺人事件**
2014年に当時19歳の名古屋大学の女子学生が宗教の勧誘で知り合った女性を自宅アパートに誘って殺害した事件。殺人事件の捜査の過程で、中学・高校時代に同級生に硫酸タリウムを飲ませた事件や大学時代の放火未遂事件も発覚した。

【発達障害の現状②】

虐待を受けている子どもの母親が発達障害というケースも

宮岡　過少診断については他にどんな例がありますか。

内山　今までは診断がついていなかったケースで、明らかに発達障害というケースに出会うことはいくつかあります。

僕は児童精神科医として東日本大震災後の支援を続けていて、ストレス状況下にある子どもを診ているんですね。子どもを診ているうちに母親も発達障害だというケース、母親がみずから「自分は発達障害ではないか」と言うケースが増えてきました。あとは虐待。虐待を受けている子どもの母親の中に発達障害の人もいるように思います。

だけど親はちゃんとした発達障害の支援を受けていないことが多いのです。子どもを適切に養育できない親としてのサポートは受けていて、うつ病などの治療を受けている人たちを診ていると、「この人は発達障害が背景にあるんじゃない？」と思うことが増えました。

あと、虐待に関しては発達障害の母親の中に加害者がいるということはわかって

ポイント

- 親子でASDの例も
- 虐待の加害者と間違えられる／みなされてしまうケースに発達障害の母親が少なくない。

いるんですけれど、加害者と間違われる、加害者とみなされてしまうケースもあります。

これはイギリスでもアメリカでも同じタイプのデータが出ていますが、親子でASDというケースには一定の頻度で出会います。子どもがASDで同じ服しか着ないので同じ服ばかり着せていたら、虐待だと通報されたというケースもあります。

そういうケースも、親は発達障害の枠で支援を受けていないいんですよ。サポートはあるんだけれど、それはあくまで虐待する親やASDの子を持つ親を対象にしたもので、親の発達障害特性は見逃されている。中には本人が「自分は発達障害かも」と専門家に訴えても否定されて、「発達障害ブームだからね」「何でもかんでも発達障害じゃないよ」と説教されたという母親もいます。

宮岡　「オレは発達障害は診られない」って言う先生もいますしね。

内山　「診られない」のほうが、わからないのに「そうじゃない」と否定するよりいいかもしれないですが。

宮岡　否定より診られないほうがまだいいのか。

内山　それと、僕が診る分野であるのは裁判関係です。触法の場合は、精神障害は全体に見逃されやすいんですよ。軽度の知的障害と発達障害もけっこう見逃されています。逆に過剰なほうもあって、弁護士は発達障害と言いたがる傾向にあります。

✽親子でASD
→文献（302頁）参照

「発達障害の診断をつけてくれと頼まれた」という話もたまに聞きますが、それは診察しないとわからないですよね。弁護士さんによっては自分のストーリーにあった意見を言ってくれる医師に依頼するという傾向はあるかもしれません。

宮岡　嘱託で産業医をやっていると、例えば職場で人事異動があって、異動したとたんにうまくいかなくなった、憂うつ感が強まったという人がいます。話を聞いてみると、例えばパソコンで作業している時はよかったけれど、人とのコミュニケーションをとるような職場になったらダメだと。職場環境のストレスが大きくなったと考えるよりも、パソコン相手の作業はできたけれど対人交渉は難しいという発達障害の特徴ではないかと考えたい、そういうＡＳＤの視点を持って、単に職場のストレスを減らすよりも、それを考慮してその人に合う職場を探したほうがよいのに、と思える人はいますね。

内山　過少診断の話というわけではないのですが、学校の先生の中に、自分の生徒がＡＳＤ、あるいはＡＤＨＤ✽と診断されると安心する先生がいるみたいなんですね。学校や先生の側の問題ではなく、本人の問題なんだと。

宮岡　それは同感です。

内山　一方であまり注意しない先生もいます。母親が「過去に病院でＡＳＤと診断されました」と言っても、まあ子どももさほど特性が強くないんでしょうけれど、

✽ **ＡＤＨＤ**
日本精神神経学会の用語集では、ＡＤＨＤの訳語を「注意欠如・多動（性）障害」としている。発達障害者支援法では注意欠陥多動性障害。

先生があまり意識せずに普通の子と同じように接していたら、子どもの抑うつが強まったということもありました。

宮岡　精神科の診療で適応障害という診断をつけているけど、少しＡＳＤ的な視点で診たら、その人の適職を探せそうだという例はありますね。

内山　あると思います。適応障害やパーソナリティ障害と診断されている人の中にも、多いんじゃないでしょうか。

宮岡　精神科では、適応障害やパーソナリティ障害という診断がついたり、あるいは抑うつが長引くなどの場合が多いんでしょうね。

【過剰と過少の両立という混乱】

外在的な行動だけで判断され内在的な問題は無視されてしまう

宮岡　でも先生、過剰診断もあり、一方で過少診断もあるというのは、どういう状態なのかちょっとわかりにくいかもしれませんね。

内山　確かに言葉だけ見るとそうかもしれませんね。

宮岡　つまり見逃されているケースもあれば、広く捉えられてしまっている部分もあって、混乱している感じですね。特に大人になってからの診断においては、医学的診断ができるほど精神医学が進歩していない、まとまっていないのが現状だと思います。

内山　子どもの例のほうがわかりやすいので子どもで話をすると、例えば学校の先生は、座っていられないとか反抗するとか、外在的な行動がある子どもを見ると、今はすぐに「発達障害じゃないか」と言うんです。これは過剰診断です。

宮岡　行動だけを見て、ですね。

内山　でも、本当は家庭内に問題があるのかもしれないし、虐待を受けているかもしれない。子どもにも強迫性障害や不安障害などがあるわけですが、そういう内在的な問題は全部無視されて、すべて「発達障害」とされてしまい不安障害などには気づかない。学校に行かないというようなことがあれば気づきやすいですけど。

一方で、授業中おとなしく座っている子は、本人がどんなに苦労していても「全然問題ないですね」ということになってしまう。それは僕に言わせれば過少診断です。

つまり同じ先生が過剰と過少という見かたをしている、学校の先生がね。

宮岡　それと同じようなことが医療の現場でも起きているのではないか、ということですね。

内山　僕自身は子どものほうの経験だけですが、たぶん似たようなことは起きていると思います。

宮岡　職域でも、先生が言われたのと同じように、「あいつ、なんか妙に話が通じないな」と思われたら、すぐ発達障害とされてしまう傾向がありそうです。

内山　やっぱりそうですか。

宮岡　先ほど内山先生が「子どもが発達障害と診断されると安心する先生がいる」というお話をされていましたけれど、企業でも似たような状況で、今は発達障害という病名をつければ、産業医も人事担当者も職場の上司も安心するような風潮があ

ポイント

- 座っていられなかったり反抗するなどの外在的な行動だけを見て発達障害というのは過剰診断
- 授業中におとなしく座っているだけで「まったく問題ない」と判断するのは過少診断

るような気がします。

内山　そうなんですね。

宮岡　「俺の対応が悪いんじゃない。この職員のＡＳＤが悪いんだ」と。子どもを外来に連れてくる母親が「これまで父親から散々『お前の育て方が悪いんだ！』と言われてきたけれど、子どもがＡＳＤと言われて安心しました」と言ったケースもありますが、同じようなことが企業でも起こっているんです。産業医はさすがに露骨に喜んだりすることはないでしょうけれど、内心ホッとするみたいなところはあるのかもしれませんね。

　一方で、過少は先ほど言ったような例です。本人はけっこう悩みながらも、なんとか仕事をしている。あまり人とかかわらずにパソコンで入力作業をしているうちはよかったけれど、とつぜんの配置転換をきっかけに出社できなくなったりする。企業の人事異動では特性を配慮しないことも多いので、そういう意味で過少という側面はあると言えるでしょうね。もう少しその人の特性を考えてあげればよい異動先はあったのに、と思える人もいます。

【2つの過剰診断】

便宜的診断と本当に誤まった過剰診断
社会的な要請で診断される大人が増えた?

宮岡　あともう一つ、過剰診断の中に、本当の過剰診断と、「そこへ入れておけば楽だから」としている意図的な過剰診断があるような気がしています。

例えば産業医や主治医の診断を参考に発達障害という診断をつけて会社が医療機関のリワークに送っておくと、会社は責任を果たしたような気になる。だから、本当はそう思っていなくても「発達障害にしておけば対応が決まる」みたいなね。

内山　そういうことがあるのですね。

宮岡　そんな社会的な要請がけっこうありそうなので、過剰診断には2種類あるような気がするんですよね。

内山　便宜的診断、ですね。

宮岡　そうです。便宜的診断と本当に誤まった過剰診断というか。そこを分けておいたほうがいいかもしれない。

精神科医が外来で診ている中でも、うつ病をちゃんと治療せずに「治らないから発達障害じゃないか」と思って送ってくる本当の誤診と考えられる過剰診断があります。一方、自分のうつ病に対する診療能力がないと思われないため、あるいは発達障害リワークの対象者を増やしたいためではないかと疑われるような意図的ではないかと疑いたくなる誤診もあるように思います。医師の実力や医療機関の収益性が関係するので、ことは複雑ですが。

内山　うつ病などのリワークではなくて、発達障害のリワークですか。

宮岡　やっているところは複数あります。

　今、施設によっては、リワークへ来る患者さんの数が足りなくなっているようです。それを埋めるために病名を操作している可能性はないかと気にしています。意図的な発達障害の過剰診断があるとしたら大きな問題です。

　医療場面での過少診断では、統合失調症や適応障害だと紹介されてくる方で、ちょっと話を聞いてみると、これはＡＳＤとつけたほうがよいという方はいるので、それは医師が発達障害に注目していない過少診断ということですね。

内山　単なる誤診ですよね。

宮岡　子どもを診ない精神科医の中には、「俺の診断カテゴリーに発達障害はない」と言う人がいまだにたくさんいます。だから発達障害という病名を患者さんが口にすると、「それは発達障害の外来がある医療機関に行って診てもらいなさい」と言うわけです。

内山　それで宮岡先生のところに紹介されて来る方がいるんですか。

宮岡　います。しかもうちへ紹介されて来られる方で、本当に発達障害と診断される方はかなり少ないですよ。子どもの頃に診断された人、その頃から療育を受けている人はまず発達障害で間違いないですけれど、大人になってから紹介されてくる人で「これはそうだろうね」という人は、一割いるかなあ。それくらいです。

ただ、あとにも述べますが、発達障害診断は0から10までの連続的な重症度を、どこで病気というラインを引くかみたいな作業だから、「このぐらいだったら発達障害やASDと言わずに、環境調整をすればいい。無理に診断をつけなくてもよい」ということで、私が診断の閾値を上げている、診断を狭くとっている可能性はありますけどね。

これもあとで議論することになると思いますが、診断の話でよくICD✽やDSM✽といった診断基準が出てきます。これらはどうでしょうか。多くは子どもについて書かれているので、この特徴が大人ではどう現れるかというのはなかなか難しいですが。

内山　ICDやDSMは、ASDの現象をきちんと記述できていないと思います。発達障害の症状の現れ方は年齢や性別、知的機能などに影響されて非常に多様な現

✽ICD (International Statistical Classification of Diseases and Related Health Problems)
国際疾病分類。世界保健機関憲章に基づき、世界保健機関（WHO）が作成。最新版はICD-10（2018年5月時点）。

✽DSM (Diagnostic and Statistical of Manual of Mental Disorders)
米国精神医学会による精神疾患の診断・統計マニュアル。最新版はDSM-5（2018年5月時点）。

象を呈します。それに加えて、基本は子どもに合わせて書かれているので、ＩＣＤやＤＳＭを使って大人の診断をするというのは難しいんです。でも、新書など一般の方が読まれる本にしばしば登場するので、かえって混乱させているのかもしれません。

宮岡　一般書の話が出ましたが、私は、大人になってから診断される人というのは、今、医学よりも社会的な要請で診断されているんじゃないかという印象を持っています。

内山　それはあります。

宮岡　要するに、発達障害の診断をつけたほうが都合のいい人にはついていて、つかなくていい人にはつけない、みたいな。

内山　診断書が典型的ですよね。「発達障害と診断してくれ」と言う人が確かにいます。

宮岡　問題が深いですね。

内山　深いですね。

【デイケア・リワーク】

「やるべきことはやっている」と主張できる企業 不適応なのに元の職場に戻しては意味がない

宮岡　もう一つ、先ほども少し話題に出ましたが、発達障害のリワークのように大人になってから診断される発達障害をどこまで医療で取り上げるべきかという点も気になっています。「医療で取り上げることによって、医療機関が収益を得ている」というわけでもないでしょうけれど。

内山　それはあり得ると思いますけどね。

宮岡　最近、医療機関が、発達障害のデイケアやリワークを盛んに宣伝しているようですが、それは医療機関の収益性にも多少関係が出てくるのかなということは意識しておいたほうがよいと思います。

発達障害といってデイケアに送り込んでおくと、企業も「やるべきことはやっている」と主張できるんですよね。医療機関も収益性を重視したら、適切とは言えない意味での win - win の関係みたいなことが起こってしまう。リワークも同じようなことがあるような気がします。

内山　その可能性はあるかもしれません。ただ、僕自身は直接のケースをそんなに知らないのでその点については先生に教えていただきたいのですけれど、子どものデイサービスとか成人の就労支援機関では営利追求の業者がすごく多いですね。就労支援は本来福祉の分野だったと思うのですが、ビジネスとしてお金儲けに使われていることが、今とても多いと思います。

宮岡　子どもでもですか。

内山　子どもでも大人でも一緒ですね。就労支援機関に、発達障害の人をどんどん入れて適当なことをやらせてお金儲けをしている。そちらのほうが、僕はケースとしては深刻だと思います。子どもの場合は放課後等デイサービスなどの制度を、お金儲けの道具にしている団体があることが問題になっています。

宮岡　リワークでうまく復職できなかった方への対応も気になります。そこでの就労支援との関係も複雑です。あと、発達障害で障害年金も出ますね。そういう面は考えないといけないですよね。

内山　障害年金に関しては、最近審査がかなり厳しくなっている印象がありますが、その要因の一つは発達障害がらみで儲けようとしているところもあるからかなと。

宮岡　だから厳しくしているということですか。

内山　僕のケースはすごく厳しくなっていますね。

宮岡　私のところにも、「発達障害で障害年金をもらっています」という人が転院して来るのですが、どう考えてもＡＳＤではない人に診断がついて障害年金をもらっている。すでに他の医療機関で診断書が出されている人にどう対応したらいいのか。いったん診断がついたら、訂正すると患者さんにも不利益が大きいので、困ることがあります。

内山　ただ、年金に関しては診断がついていても普通の仕事をして十分な稼ぎがあれば出ませんし、無職の人でも出ないことが増えています。

宮岡　そうなんですね。でも、年金が出るとなんとなく仕事をあんまりしないですよね。むしろ疾病利得みたいになってしまっている。

内山　そっちになっているのですか。

宮岡　そういうタイプの人もいて、どうしたものかと悩んでいます。

もう一点、産業医をしていて気づくことなのですが、企業で発達障害という診断がつくとわりあい休みやすくなるというか、企業の長期休職者の中にＡＳＤという診断がついている人がある程度いるように思います。それに、ＡＳＤという診断がつくと、企業側は「その人に合う環境を探さないといけない」と口で言う一方で、努力しても改善は難しいと考えているかのような諦めを感じることもあります。

内山　企業が対策を取らないのですか。

宮岡　もうちょっと上司や周りが配置転換などでうまく対処してくれればいいのだけれど、「あの人は発達障害だから仕方がないね」みたいな諦めの目を持ってしまう傾向にあるんですよね。

今の環境にいるからコミュニケーションがうまくいかないのだと判断したら、むしろそれほど複雑なコミュニケーションの必要がない職場を探してあげるのが一つの方法だと思いますし、そういう環境に変われば症状は顕在化せず、ＡＳＤの診断はつかないのではないかとすら思える人が、けっこう出てきているような気もします。

内山　それは啓発が大事ですよね。

宮岡　ちゃんとした啓発がね。

内山　発達障害という診断がつけば合理的配慮をして、特性を生かした支援をして、ちゃんと実力を発揮してもらうというのが本来のあるべき姿だと思います。僕のところでも、発達障害だからずっと窓際に置くとか、そういったケースが出てきました。訴えるとか、裁判にからむものも少し出てきています。

宮岡　そのあたりも課題ですね。

デイケアについて少し追加すると、触れにくい部分ですが、自分が産業医をやっていると、社員から「通院しているクリニックや病院でデイケアを勧められた」と聞かされることがあるけれど、本当にデイケアの適応となるのかが気になることがあります。会社内の異動などで適切な職場を探したほうがよいのではないかとか、デイケアでの課題自体がかえって負担にならないだろうか、デイケアは治療モデルであってそこに送るだけでまた元の環境に戻ってはまったく意味がないのではないか、などと。一方で、会社は休職している社員の回復支援や発達障害の治療の一部としてデイケアに送っているのであって、協力していると自負しているかのように見えることもあります。

つまり、発達障害のデイケアについては、まあリワークもそうですが、会社がメンタル不調者に対する適切な対応と思い込んでいたりする。医療機関や医師ごとに、啓発や情報提供の内容が異なるのも気がかりです。もう少し検討する必要はないでしょうか。

内山　発達障害を対象にしているというデイケアやリワークのウェブサイトを時々見ているのですが、そこでPRされていることはストレスへの対応力を高めるとか、スキルを高めるといったスキルアップが中心で、環境への働きかけや自分にあった職種や環境を考えましょうといった視点は乏しいように思います。特に職場不適応を起こして抑うつ状態になったような患者さんは、抑うつが回復しても元の環境に戻れば同じように抑うつが再発する可能性があります。会社の環境に働きかける、どのような合理的配慮が必要なのか考えていこうという視点が若干欠けているように思います。

宮岡　それと、デイケアやリワークのプログラムは患者さんごとに変える部分はあるにしても、比較的一律ですよね。患者さんごとに特性が異なるのだから、できるだけその人に合ったプログラムを作らないといけない。でも今の医療費の中で医療機関が割ける人員を考えるとそれは無理でしょう。むしろ会社で産業保健スタッフが本人の特性をよく理解して、教育的プログラムを組むなり、人事と調整して仕事しやすい場所を考えるほうが、本人にとってもよいし、効率的だと思えます。

【広がる薬物療法】

ＡＤＨＤには3剤が使用可能 本人の訴えだけで安易に処方しがち

宮岡　前回はあまり触れなかったことに、ＡＤＨＤのお薬のことがあります。

内山　前回は大人に関しては、ストラテラ*が出たか出ないかぐらいの頃でしたね。

宮岡　それが今は、コンサータ*ＯＫ、ストラテラＯＫ。もう一つこの前、インチュニブ*もＯＫになりました。コンサータとストラテラは大人になってから診断がついた場合も処方可能、インチュニブは18歳未満で投与を開始した患者で、必要な場合は18歳以降も継続できる、となっています（２０１８年1月）。薬が出てから、ＡＤＨＤと診断される成人の人が増えているようですね。大学生の支援をしている人たちの間でもＡＤＨＤと診断される学生が増えたことが話題になっているようです。

内山　そういう影響があるのですね。

宮岡　「病気が増えたから薬の使用量が増え、薬の売り上げが伸びる」ではなくて、「薬の売り上げを伸ばすために、病気と診断される人が増える」という流れは、うつ病とＳＳＲＩ*の関係あたりから、社会でもだいぶ言われるようになってきたようで

* ストラテラ
一般名＝アトモキセチン

* コンサータ
一般名＝メチルフェニデート

* インチュニブ
一般名＝グアンファシン

* ＳＳＲＩ
(selective serotonin reuptake inhibitors)
選択的セロトニン再取り込み阻害薬。

すが、それと似た感じですね。私のところでも、どう考えてもＡＤＨＤではないような人で、ストラテラを処方されている人がけっこう紹介されてきて、むしろ副作用が出ているということもあります。これも医療者の問題として考えないといけないと思います。

内山　おそらく今後はもっと増えると思いますよ。処方をすれば医師が楽なので、本人がＡＤＨＤだと言えば処方しちゃうなんてケースも出てくるかもしれません。

宮岡　それはしてはいけないことでしょう。

内山　もちろん絶対してはいけないことです。でも、例えば本人が不眠を訴えた時に、精神科医はうつ病を疑ったり、統合失調症を疑ったりして、いきなり睡眠薬を処方することはないと思いますけれど、本人がＡＤＨＤだと言えばあまり疑わないで「じゃあ薬を出しておきましょうね」となりがちじゃないですか。

宮岡　患者さんが「自分はＡＤＨＤじゃないか」と思う要因の一つに、ＡＳＲＳ[*]などインターネット上にあるＡＤＨＤについての質問票があります。私もやってみたら引っかかるんじゃないかと思うんだけれども（笑）。あれはよくいえば患者さんの早期発見だけれど、ちょっとうがった見方をすれば治療の必要のない人まで治療に乗せてしまう可能性があるものですよね。

内山　そうですね、かなり引っかかると思います。製薬メーカーは、やっぱりすご

[*] ＡＳＲＳ（Adult ADHD Self-Report Scale）
成人期のＡＤＨＤ自己記入式チェックリスト。

い影響力が強いんですよ。情報量もすごいですからね。

宮岡　製薬メーカーのウェブサイトなどで紹介されている質問票は必ずしもメーカー自身が作っているとは限らないですが、作った研究者の製薬メーカーとの利益相反✪には十分注意しておく必要がありますね。

大きく分けると、休むにしても、障害年金をもらうにしても、疾病利得的な問題と、それから製薬メーカーが薬を使わせようとする問題と、そのあたりが一番大きいですかね。医療者側がだらしないことに通じますけれども。

✪利益相反
ある行為により、一方の利益になるが、他方には不利益になるようなこと。薬剤関係では研究者が製薬企業から謝礼をもらって、特定の薬剤の効果を強調して発表するような場合をいうが、研究者自身に謝礼の見返りに効果を強調するという意図がなくても、一般的にみれば、それが疑われるような場合も利益相反に含める。ＡＤＨＤの自記式質問票ではＡＤＨＤと診断される人を増やし、ひいてはＡＤＨＤ治療薬が多く用いられるように、研究者が質問票を作成していないか注意が必要である。総じて薬物の使用方法にあたっては、一見中立的、科学的に見えても、研究者と製薬メーカーの利益相反的な関係に注意を払うのは臨床家の義務ともいえる。

【高齢者にみる発達障害①】

熟年離婚、孤独死、溜めこみ、心気的訴え…ヘルプを求めるのが苦手な人が多い

宮岡　高齢者など、これまであまり発達障害の視点が入ってこなかった分野で、もう少しそういう視点を持ったほうがよいのではないかという動きもあるようですが、そのあたりについてはいかがですか。

内山　ここ10年ぐらい、中年期以降、高齢者の発達障害が話題になっていますね。実際のところ高齢者にもたくさんいらっしゃいますが、きちんとした支援を受けていないことが多いんです。特に知的障害がない発達障害の高齢者については、支援制度が薄いですね。その人たちは一応社会適応しているように見えても、実はけっこう親に頼っているケースが多いです。英国自閉症協会の調査でもASDの成人は親と一緒に住んでいる率が高い。日本はもっとその傾向が強いと思います。

そうした人たちは、頼みの親が病気になったり認知症になったり、亡くなったりすると、突然そこで不適応を起こしてしまう。そういう50～60歳代のASDの方はけっこう多いんじゃないかと思います。でもそうした人たちへの支援が全然進んで

いないのは大きな問題です。

もう一つは健康管理の問題です。当然ですが、歳を重ねると生活習慣病になりやすくなりますよね。でも医療機関にかかること、生活習慣病のコントロールや健診を受けることなどが非常に下手な人が多いんです。

あとは定年後ですね。仕事はなんとかやれてきたけれど、定年後は皆、何をやっていいのかわからなくなって、夫婦の不和が顕在化するといった話題もよく聞かれます。これはあんまり言っていいのかどうかわからないけれど、定年後何をやっていいかわからないというのは男性のほうが多いので、奥さんが意図的に定年まで、つまり退職金をもらうまでは我慢して結婚生活を続けていて、もらったら別れる(笑)。熟年離婚の一部には、「これは奥さんが意図的かな？　定年まで待っていたんだろうな」と思うケースはあります。

宮岡　自分を考えても笑えない話ですね（笑）。

内山　それで、熟年離婚後、一人暮らしをしている時に孤独死のリスクがありそうな人がいます。要するにヘルプを求めるのが下手なんですね。例えば民生委員*やケースワーカーの支援を拒否するとか。そういう人たちをどう支援するのかというのも大きな課題だと思います。

宮岡　確かにそうですね。中高年以降で、どの精神疾患の診断もつかないけれど、

＊民生委員
地域でソーシャルワーカー的な役割を行う非常勤の地方公務員。特に地方では福祉の第一線で重要な役割を担っていることがある（民生委員法第14条第1項）。

一人暮らしをしていて周りはハラハラしているのに本人が助けを求めないから助けることもできない、みたいな方はいますよね。

そこにもう少し発達障害的な視点を持ち込んだほうがいいのかもしれないですね。私もこれまであんまり考えていなかったけれど。

内山　DSM-5にからめて言うなら、僕は溜めこみ✽はけっこう多いと思います。あと、しつこいぐらいの心気的訴え。いろいろな病院を回っている人、いっぱいいますね。ほとんど妄想的な訴え（💡）になっていると思いますが、最近は顎関節症✽や脳脊髄液減少症✽など自覚的な身体症状が強い方や清潔症の方でASDの傾向のある人に出会うことがあります。

宮岡　医療の問題はここで触れてもいけないかもしれないけれど、私は顎関節症や脳脊髄液減少症にけっこうかかわっているんですよ。

内山　そうなんですか。

宮岡　医師のほうの不適切な対応と患者さんの特性がどちらもあるから、よけいに増幅されてしまうところがありますよね。医師が最初からきちんと話しておけばそんなに大きな問題にならなかったけれど、不適切な対応をしたがゆえに問題が大きくなってしまったタイプの人もいるでしょうからね。

内山　あります。PTSDとまでは言わないまでも、トラウマというか、過去に言

✽ **溜めこみ**
DSM-5の強迫関連障害群の一つ。価値のないものでも捨てられず溜めこむこと。

💡 **前書82頁**
- 妄想の定義は「訂正不能な確信」であり、基本的には状況依存的ではない
- ASDの場合は、一見妄想に見えても確信が揺らいだり、日によって変化したりが比較的多く、統合失調症のような確信のある妄想に近いものは少ない

✽ **顎関節症**
顎関節部に著明な炎症症状を認めないが、顎運動時の関節部の疼痛、関節雑音、顎運動異常などを主症状とする顎口腔系の機能障害症候群の総称。

✽ **脳脊髄液減少症**
脳脊髄液が持続的または断続的に漏出することによって脳脊髄液量が減少し、頭痛や頸

われたことをいまだに憶えていて泣き出す人もいます。学校の先生に叱責されたとか、親に怒られたとか、一般的にいえばよくある叱られ方の範囲なんだけれど、忘れないいんですね。

60歳代以上のASDの人もかなり増えてきたのですが、その中には小学校時代にいつも怒られたり立たされていて、それを今でも思い出して学校へ行けないって泣き出す人もいるんです。もう50年以上も前の話ですよね。「えっ?」と思いますよね。でも、こういう人は決して珍しくないということに、最近気がつきました。

宮岡　他の病院から紹介されてきた患者さんですか。

内山　ほとんどがそうです。前の病院ではADHDと診断された人も多いです。確かにADHDもあるんです。不注意だし。明らかにASDとADHDの合併です。

宮岡　ちょっと診療の話になりますが、その患者さんをASD的な視点で診ることによって治療が違ってきますか。

内山　違います。まず、コミュニケーションが普通の言語表現では難しいとわかるんですよ。

宮岡　なるほど。

内山　一部の患者さんは短い診療時間では十分なインタビューができないからと、事前にメールを送ってくるんです。そしてメールの文章を目の前で見ながら相談し

部痛、めまい、耳鳴、視機能障害、倦怠など多彩な症状を呈する疾患。

ます。そうすると、診療中にだいぶ違ってくるんですよね。対人交流は非常に苦手なのでしなくていいと言うんだけれど、デイケアには行くんですよ。合唱とかね。そういう閉じた世界だと人との交流ができる。

宮岡　役割が決まっていればできるのですね。

内山　そう。役割は履行できるんです。でもケースワーカーがその範囲を広げようとすると破綻するんですね。だから広げないほうがいい。

宮岡　「広げなくていいよ」と言ってあげることが大事なんですね。

内山　ＡＤＨＤだけでは別に破綻しないんだけれど、ＡＳＤだと破綻してしまう。だからケースワーカーに「ＡＳＤだから広げないで」と言うと、ケースワーカーもそのあたりはわかっているのでうまく対応してくれます。

宮岡　患者さんの特性に合わせた説明や方針決定という意味では、内山先生が前の対談でも触れてくださっていましたが、ＡＳＤを合併する抑うつ状態の人に「適当に休んで」と説明しても絶対に通じないって話があるじゃないですか。適当がどれくらいかがわからないから。あのお話ってものすごく重要で、実は多くの精神科医が無意識のうちにやってしまっているんですよね。「十分に休養をとってください」とかね。

内山　そうかもしれませんね。

前書91、172〜176頁など
- 「これくらいわかっているだろう」ということが通じておらず、すれ違っていることが多い
- 「はい」と返事をしていても伝わっていないことがある
- 適切でわかりやすい表現を使用すべき。「適度に」では通じないので、もっと具体的に

宮岡　でもＡＳＤの傾向は強弱あり、すべての患者さんで考慮すべきですから、先生に前回教えていただいてからはＡＳＤの有無や程度を問わず、すべての患者さんに「適当に」や「十分に」といった曖昧な言葉は使わないように気をつけているんですよ。「何時から何時までは休んで」とか「何時から何時までは寝てください」と言うようにしています。常にＡＳＤ傾向の程度を考えながら、具体的に説明すると、「この患者さんは理解が悪いよね」などと評価せず、言葉による説明を丁寧にすることができるかもしれない。結果的に臨床技術の進歩につながると思います。

内山　それは重要なことだと思います。

宮岡　少し脱線しましたが、いわゆる心気症✽とかヒステリーなどと言われている人の中に、その診断は正しいでしょうけれど、合併がある、ＡＳＤを伴う心気症があるという視点は持たないといけないですよね。

内山　心気症といえば心気症なんですけど、それは本当に表面的なもので、本質はＡＳＤなんですよね。心気症というのは発熱みたいなもので、実はその中にある感染症が本質だけれど、発熱ばかり議論するみたいなところがあります。

宮岡　それを見抜かなくてはいけないですね。この点は、またあとで議論したいと思います。

✽ **心気症**
心身の些細な不調に強く囚われ、それを説明する客観的所見はみられないのに重大な病気の徴候であると恐れる状態。精査を求めるなどその恐れを強く他者に訴える。

【高齢者にみる発達障害②】

ターニングポイントは〝定年後〟診察中に老親と遺産の係争を始める人も

宮岡　私の大人の発達障害外来に来た最高齢の方は70歳を超えていました。元大学教員の方なんですが、最近発達障害のことがしきりに言われ出して、奥さんに「ほら、あなたもこれだから、診てもらってごらんなさい」と言われたといって外来に来られたんです。

生活史を聞いてみると、「大学の先生ってこんなに人付き合いしなくてもできるんだ」というぐらいに対人接触がほとんどなくて、一方、立派な研究業績をあげておられる。たぶんあの人はＡＳＤと診断されると思いました。今はもう退職して、家族と生活しているし何か大きな問題があるわけでもない。ただ、奥さんからそう言われて「本当に当てはまるんですけど、先生、そうですかね」って気にしていたんですね。結局その人は外来の最後に「困ったらまた来ます」と言って終わっちゃったんですけれど、高齢者の中にもＡＳＤの人がいるというのはよくわかりますし、だからこそ気をつけて診ないといけないと思いながら内山先生のお話をお聞きしていました。

内山　先ほども少し触れましたが、けっこう多くの人が60歳や65歳で定年を迎えだしたんですよ。これは一つの危機なんです。

宮岡　家にいるとダメですか。

内山　家にいるからダメなんだろうと思う人は確かにいます。家にいて、奥さんや子どもと一緒にいるようになると破綻する人がいます。

宮岡「こんなに怒りっぽいとは思わなかった」とかね。

内山　定年後の危機は、けっこう大きな問題です。

宮岡　確かに環境が変わった時に顕在化するというのはあるでしょうね。

でもやっぱり、奥さんにしてみたら夫が定年退職してずっと家にいるようになったら邪魔でしょうがないですよね。それはしょっちゅう聞く話でしょう。軽度のパーソナリティ障害と言えるかもしれないけれど、会社に行っている時はうまくいっていたわけだから、普通のパーソナリティ障害とは違うだろうと考えたい。そういう人はいますよね。

内山　今後はそういう相談が増えるかもしれないですね。本人が自分は発達障害じゃないかと思っていたり、奥さんが思っていたり。

こういう人たちは周りに理解者がいないんですよ。定年退職すれば会社時代の人間関係はなくなるし、奥さんとはうまくいっていない。だから医療者に対してすごく依存的になってくるんです。「先生も年だね。定年になると困るから若い人をちゃんと育てておいてください」とか「先生が死んじゃうと困ります」なんて言う人もいますね。

宮岡　自分が行くところがなくなっちゃうから。

内山　最近は目の前で遺産の係争をし出す人とかも出てきました。60歳ぐらいの息子が80歳ぐらいの両親と来て、「父親が死んだら、僕には遺産が何割来るんだ」とか「兄弟のどっちが大事なんだ」みたいな話をし始める。そういうのはここ数年の経験ですね。

あとは看取りですよね。どうやって死ぬとか、死ぬ時のことを考えている人。

宮岡　それ、すごいなぁ（笑）。

内山　孤独死を恐れている人がけっこう出てきています。

宮岡　ああ、そうかもしれないですね。

内山　「知らないうちに死んじゃって腐ったら申し訳ないから、ちゃんとケースワーカーさんに話をしておいてくださいね」とか、そういうことを言う人も出てきました。「1か月来なかったら、役所に連絡してください」とかね。「おいおい、エンギでもないこと言うなよ」みたいな（笑）。

世界的にも高齢者のＡＳＤはちょっとしたトピックテーマで、特にイギリスや北欧あたりではここ数年かなり取り上げられています。あと、これもくり返しですが、親が死亡した時もわりと深刻なんですよ。50〜60歳代のＡＳＤの患者さんで、仕事をしていても親に頼って生活している人がいますからね。

宮岡　つまり自分には誰もいなくなってしまったという。

内山　そうそう。

宮岡　そういう人への対応ってどうするのがよいのですか。

内山　非常に難しいんです。独身で、仕事はしているけれど親が死んじゃった時のパニックで、ケースワーカーとかにつないでいないと。

宮岡　ああ。

内山　そのニーズを本人もあまり認識していないし、本人はイマジネーション障害があるので、親が死ぬことについてあまりピンときていない。

宮岡　ああ、そこでイマジネーションの障害（）が出てくるんですね。

内山　はい。いざ直面してどうしていいかわからない。それで大騒ぎになっちゃって、自殺未遂をしたりとか。そういう人をどうすればいいですかね。

宮岡　高齢者の自殺って、そういう感じのケースがあるかもしれないですね。

内山　実はけっこういるかもしれません。

ポイント

- 親に頼って生活している人が多いので、親が死亡した時の対応が難しい
- イマジネーションに障害があるため、親が死ぬことにピンと来ていない

前書42頁

発達障害の基本となる症状の一つ。基本となる症状は

- 社会性の障害
- コミュニケーションの障害
- イマジネーションの障害
- 感覚過敏

【用語の弊害①】

ＡＳＤとＡＤＨＤは個別概念　一括りにすると本質が見えなくなる

宮岡　うちの医局には児童精神科医がいますが、彼は「もう発達障害という言葉を使うのはやめよう」って言っているんですね。なぜかというと、ＡＳＤとＡＤＨＤってぜんぜん違うものなので、発達障害という言葉で一括りにすると、いろいろと不適切な対応が出てくるんじゃないかと。一括りにするのをやめたほうがいい啓発が進むんじゃないかという主張なんです。私は大賛成なんですが、内山先生はいかがですか。

内山　同感です。僕もあちらこちらで発達障害というのは感染症や膠原病、婦人病と同じようなさまざまなものを包含するざっくりとした概念なんだと言っています。ＡＳＤもＡＤＨＤも、学習障害もですが、それぞれが個別の概念なわけで、一緒にしちゃうと本質が見えなくなると思います。

宮岡　それともう一つ言わせてもらうと、出版社もいけないんですよ。

内山　出版バイアス！

ポイント
- 発達障害はさまざまなものを包含する概念
- 感染症や膠原病、婦人病と同じようなもの

宮岡　「この本もそうじゃないか」って言われちゃうかもしれないけれど、タイトルに『発達障害』とつけると売れるんでしょうね。

内山　そうなんですか。

宮岡　大人の発達障害については専門家と称する精神科医の診かたにもばらつきが大きいという印象があるので、そうした状況の中で偏った情報が広まっていくのも危惧しています。

内山　時には精神科医ではない他科の先生がＡＤＨＤの解説とかしていますものね。あれもちょっとどうかと思うのですが。

宮岡　一般内科の先生がＡＤＨＤ治療薬を出していたりするんですかね。

内山　薬まで出しているかはわからないんですが、一般内科や脳外科の先生が「私は発達障害の専門家です」みたいな感じでテレビに出ているのを見たことはありますね。

宮岡　少し話が横道に逸れてしまうかもしれないのですが、うつ病のことを勉強してうつ病の専門家としてテレビや講演などで話している精神科以外の人ってたくさんいるんですよ。認知症も同じです。でも、うつ病や認知症を診断するのに一番大事なのは何かというと、「その病気以外の精神疾患をきちんと知っていること」なんです。ところが、それを知ろうともしないままうつ病や認知症のことを解説するから、結果的に他の病気を見落とすような内容の話になっている。特に大人のASDやADHDの場合には、他の精神疾患のことをよほど知っていないと診断するのは難しいだろうと思います。

だいたい、その病気のことを勉強したら、みんなその病気に見えてしまっているかのような解説者や臨床家が多いんでしょうね。

内山　確かにね。

宮岡　私は雑誌のコラム＊に、「うつ病講習を受けた翌週は、その先生の患者にうつ病患者が増える」と書いたことがあります。随分反響があったようです。

内山　それはわかる気がします。

宮岡　それしか知らない人はその診断しかないですから。前回の対談の時にも、発達障害を診るには他の疾患のことをちゃんと診られることが大前提だと言いましたが、それがより重要になってきたということなのかもしれません。これからも注意しなければいけない点でしょうね。

用語の問題については大切なので、あとで再度触れたいと思います。

＊**雑誌のコラム**
→文献（302頁）参照

第2章 診断・治療総論

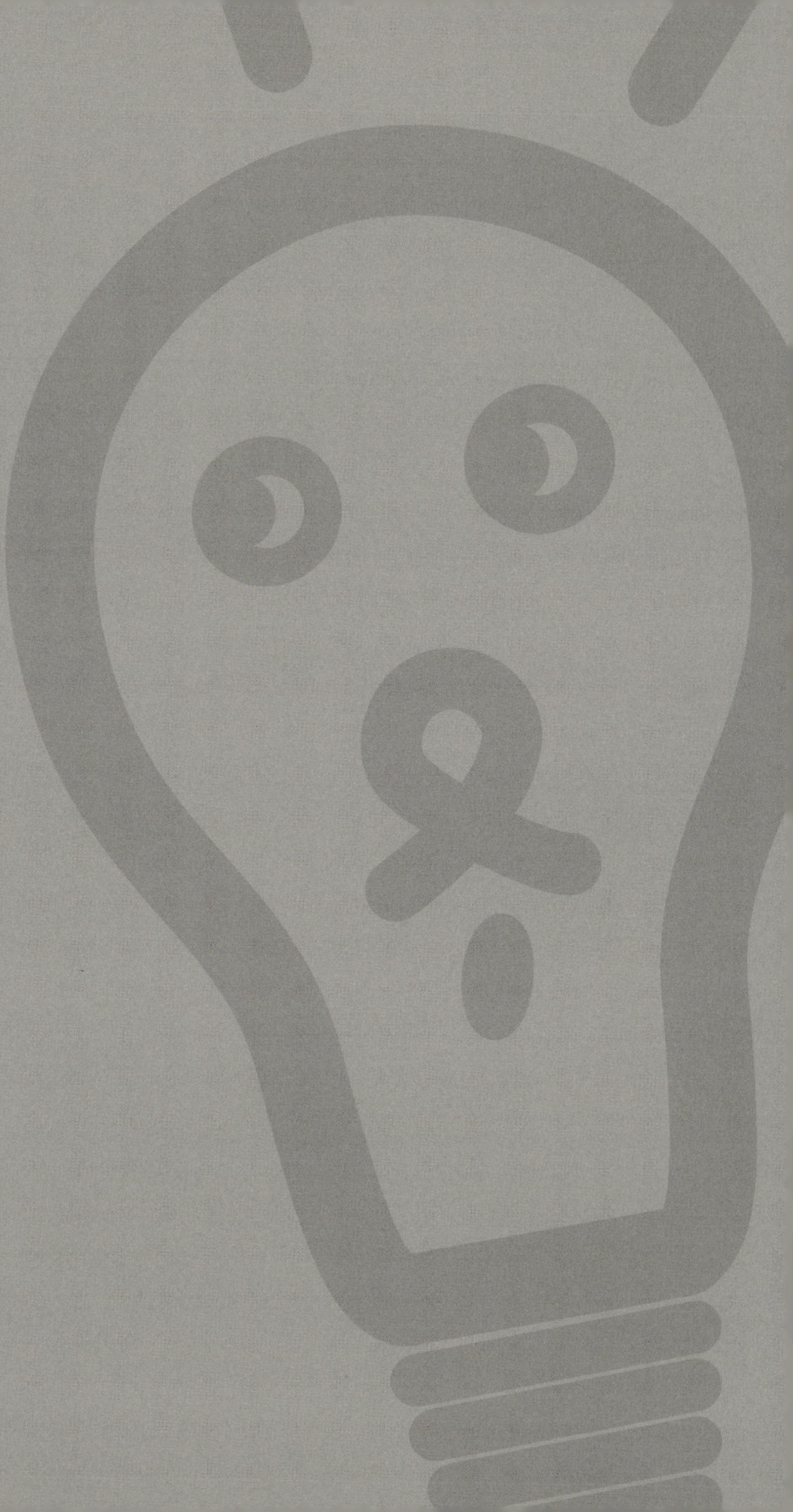

【診断総論①】

ASDに似ている疾患は認知症⁉ BPSDへの対応に共通する部分も

宮岡　ここからは診断・治療についての話をしたいと思います。前回の対談でもかなり詳しく教えていただきましたが、大人の発達障害を考えるうえで非常に大切ですので今回も取り上げることにしました。くり返しの話もあるかと思いますがご了承ください。

さて、例えば会社でうまくいかなくなって抑うつっぽくなっている患者さんを診るときに、私のような昔の精神科医は、「外因性✱、すなわち身体因性」「統合失調症や躁うつ病などの内因性✱」、そして「性格・環境という心因性✱」という三つに問題を分けて考えます。そうしたなかで、例えばASDで不適応を起こしている人について、この三つのどこに入れて考えるのがいいのかというのは、前回の対談でも議論しましたがやはり難しい。内山先生は三つとは別に「発達障害」という軸を持ったほうがよいとおっしゃって（💡）、私もそうするのが理解しやすいのかなと思いましたが、自分の頭の中でずっと三つの分類でやってきたというところがあるからか、

✱ **外因・内因・心因**
精神疾患の原因が、身体疾患や薬物などによる場合を「外因」、遺伝的要因などが関係するといわれているが、現時点では原因不明と考えられる場合を「内因」、性格や環境要因にある場合を「心因」とする精神疾患の分類。

💡 **前書96頁など**

どうも引っかかっているんです。

「もともとの脆弱性を持っている人が環境への不適応をきっかけに精神症状や不適応行動を生じる」というのは精神疾患全体にあてはまりますよね。ＡＳＤの人は症状が顕在化するかどうかは環境によって異なるが、生まれながらの脆弱性がかなりあります。この脆弱性は、どちらかといえば身体因ですよね。

内山　身体因ですね。

宮岡　身体因ということは、精神疾患では身体因であるが、その脆弱性は進行しない認知症に近いのかといった考え方も出てくるわけです。そのあたりをもう少し整理しないと理解が広まらないのかなと心配しているのですが、どうでしょうか。

内山　僕は認知症に近いと思っています。症状も対応も認知症に似ています。

宮岡　そうなんですよね！　対応は認知症のＢＰＳＤ*に一番近いかもしれません。

内山　問題点が行動として現れるのも一緒ですしね。行動化*と呼ばれることもありますが。

宮岡　それは私も賛成です。そうすると、今まで一般的に外因性は「脳器質性」「症状性」「中毒性（薬剤因性）」に分けて、脳器質性で出てくるものは後天的なものと先天的なものに分けていました。

内山　先天的な、ですね。

* BPSD（behavioral and psychological symptoms of dementia）
認知症の行動・心理症状。

* 行動化
パニックやこだわり、問題行動など外からわかるような異常な行動をとること。発達障害や認知症の場合は、その人の認知能力の偏りや限界を考慮せず、その人の処理できる以上のことを要求すると、いわゆる問題行動が生じやすい。

宮岡　先天的だと、知的障害の人の不適応と種類は違うけれどそれに近いということでしょうか。

内山　先天的かつ全般的な知的機能の障害があれば知的障害ということだと思います。後天的に知的機能が障害されてくる代表的な障害が認知症です。先天的なもののうち、できることとできないことの差が大きい、凸凹の認知プロフィールを示すのが発達障害ではないでしょうか。ですから、基本的には先天性の身体因性、つまり外因性の障害だということです。

宮岡　環境によって表現型が変わるわけですよね。私もそう思います。そうすると、いわゆる知的障害にしても認知症にしても発達障害にしても、もともとの脆弱性というのはあまり変わらない。大事なのはよい環境を探せるようにすることでしょうか。例えば認知リハ、あるいはリワークでは脆弱性を変える、スキルアップするというよりはむしろ環境を変える方向でのアドバイスが有効かもしれません。

内山　僕が一番いいと思うのは環境設定です。いわゆるリハビリ的に認知機能を認知トレーニングで維持するということはあり得るだろうと思うので、そういったことが発達障害でもあり得るとは思うのですが、全体的には宮岡先生がおっしゃるように環境をきちんと整えて、問題行動があれば認定するような態度をとることだと思います。

ポイント

- 先天的かつ全般的な知的機能の障害があれば知的障害
- 後天的に知的機能が障害されてくる代表的な障害が認知症
- 先天的なもののうち、できることとできないことの差が大きい、凸凹の認知プロフィールを示すのが発達障害

宮岡　内山先生の場合、環境への対応が大事という点で私以上に割り切っている感じがします。

内山　児童精神科医でこういうことを言うと、反対される先生もいると思うんですけれど。

宮岡　児童の先生方はどういう考え方をされるのですか。

内山　よく小児科の先生が「子どもは大人のひな型ではない」と言いますよね。子どもには子ども特有の問題があって、それをもっと考えなければいけないと。だから認知症のアナロジーで考えるのはけしからんみたいな。

宮岡　「けしからん」になっちゃうわけだ。

内山　神聖なものという意識が強いので。

宮岡　でも逆に治療上の対応として共通する部分がありそうなのは事実だし、そういう割り切りをしたほうがいい対応になりそうですよね。

内山　精神科医には教育しやすいと思います。僕は出身大学に認知症や高齢者を専門にしている先生が多いので、そういう人たちにこの話をすると、多くの先生が「あぁ、認知症と一緒だよね」と言いますよね。

宮岡　それは大変重要な指摘かもしれない。個人的にどこかへ入れるとしたら「外因性、身体因性」しかないのかなというのは思っていたので。

もっと大胆に言えば、ＡＳＤやＡＤＨＤというのはおそらく症状の現れ方の差ですよね。でも、児童の先生は「子どもはもっと特徴的なものがあるはずだ」と考えるほうが多いわけですか。

内山　「発達」ということを強調しますね。発達によってどんどん変わっていくものだから、そこに焦点を当てるべきだという話になっていく傾向はあるかもしれません。今までの僕の話はわりとスタティック、つまりその時その時の横断面で対応を考えましょうということなのですが、多くの児童精神科医はスタティックな見方はあまりしないし、受けないんです。Development trajectory（発達曲線）みたいな、発達によってどう変わっていくのかというような話が主流です。

でも僕に言わせれば、それはなかなか予測しづらいんですよね。だから臨床的な有効性は乏しいんじゃないかと思うんですけどね。

宮岡　療育というのは、もともとの脆弱性を変えると同時に適切な環境を促すものですよね。しかし、脆弱性はあまり変わらない…と言うと怒られるかもしれないけれど。

内山　怒られるかもしれないけれど、僕はそうだと思うんです。基本的な特性は変わらないんじゃないかと。表面的な現象は変わっても、基本的な症状は残っていく。認知特性もそう簡単には変わらない。認知トレーニングなどいろいろやれることはありますけど、本質的にはそんなに変わりません。

子どもは発達によっていろいろなものを獲得していきます。知識も能力も獲得していく。でも、認知特性そのものは変わらないし、あえて言えば、変わる必要もない。そこに焦点を当てなくても、表面的ないろいろなこと、その人にとって必要なスキルを身につけるような環境設定をしていけばいいという考え方です。

宮岡　児童精神科医は医師ごとに考え方が異なり、誰を手本とするかによって考え方が変わってくるように思います。教育では非常に重要な問題ですね。でも確かに疾患の位置づけや対応などを考えると、一番近い疾患を挙げるとしたら認知症ですね。そう言ってしまうと異議を唱える人がいそうだけれど。

内山　僕は一番近いと思うし、英語でいえば一緒ですよね、cognitive disorder だから。Dementia が入っているかどうかの違いですものね。

宮岡　外因性、心因性、内因性のどこに位置づけるかというのは、精神科医は最初にすごく教えられますし、その中のどこに入れるかによって、あとの治療法への考え方というのが変わってくるので、重要な視点だと思います。

内山　こんな話をすると読者から「児童精神科医が認知症を語ってどうする！」と言われるかもしれませんね（笑）。

発達障害のヒエラルキーはどこなのか？

宮岡　心気症*も含めて、もう一度整理しないといけないと思ったのは、例えば「対人恐怖がある、人前であがります」という主訴で外来に来た人がいるとします。その人の話をよく聞いてみると幻聴や妄想のある明らかな統合失調症なんだけれど、表に出ている症状は不安だったという人がいっぱいいるわけです。

内山　いますね。

宮岡　そういう人に社交不安障害とか対人恐怖という診断しかつけていなかったら、これは誤診になりますよね。

内山　間違いなく誤診ですね。

宮岡　ところが、社交不安障害という診断がついている人の背景に、ＡＳＤやＡＤＨＤがあったというのがはっきりした場合に、これを「誤診」とは言いにくい。けっこう微妙だと思うんですよね。

内山　それは難しいですね。

宮岡　そういう混乱があるから、抗不安薬や抗うつ薬の併用という問題も起きる。

* 心気症
↓30頁参照

内山　そういうことかもしれません。

宮岡　そこは精神医学の弱いところでもあると思う。

内山　今のお話は、伝統的な精神医学では不安などの神経症症状が出ていても「神経症」と言ったら誤診なんですよね。なぜなら統合失調症がメインだから。そこはヒエラルキーがはっきりしている。だけど発達障害の場合はヒエラルキーはどこなのかというのがまだはっきりしていないんです。

宮岡　そこなんです。かつては身体因性、内因性、心因性というヒエラルキーがあった。これで考えると、おそらくは身体因性なのだろうけれど、発達障害をどこに置けばいいのかがわからないともいえる。

　最近、うつ病はあやしくなっているわけです。例えばうつ病は不安神経症よりもヒエラルキーで上にあるから、うつ病と診断される人が不安を訴えても「不安神経症の併存」とは言わなかったわけですよね。ところが最近は不安と抑うつがあったら「パニック障害とうつ病の合併」になってしまう。コモビディティ✻と考えるわけです。

内山　そうそう、コモビディティですね。

宮岡　だから診断という考え方において、自分の中でも解決しきれていないところがあるんです。

ポイント
- 発達障害はヒエラルキーが身体因性、内因性、心因性のどこにあるのかまだはっきりしていない
- おそらくは身体因性？

✻**コモビディティ(comorbidity)**
併存疾患、共存症。

内山　そうですね。どこへ置けばいいかですね。

宮岡　最近のうつ病のように捉えれば合併でいいような気もするし、昔風に言えば発達障害だけでいいんじゃないかという考え方もあり得るし。それはどの本にも書いていないので、みんながばらばらにやっている。

内山　ばらばらですね。そこは難しいところですね。

宮岡　でもかつて、子どもにはうつ病はないと考えられていたから、子どもの精神科医がうつ病との合併や鑑別を悩むことはなかった。大人の精神科医の診断カテゴリーに発達障害はなかったので、発達障害の合併や鑑別を悩むことはなかった。これはある意味で、子どもの精神科医と大人の精神科医の断絶が悪い意味で幸いしていたのかもしれません。

　やはり発達障害は身体因性の中に入れて鑑別などを考えないといけないということですね。

【診断総論③】

全体的に遅れているのが知的障害
デコボコが目立つのが発達障害

内山　僕に言わせれば、発達障害というのは子どもでも大人でも基本軸です。

宮岡　基本軸としてある、と考えるべきなんですね。

内山　はい。統合失調症の合併の場合、統合失調症はあとになって出てくるものですが、発達障害は生まれつきのものですよね。だから発達障害は子どもを診ても大人を診ても、もちろん高齢者を診ても絶対に押さえておかないと、すべてに影響すると思います。

　もし発達障害と統合失調症が合併したら、統合失調症の症状にも発達障害が影響するし、やっぱり基本中の基本だと思いますけどね。大胆だけど、そのほうが整理しやすいんじゃないかと思います。

宮岡　不安もそうなりますよね。発達障害の人が不安になったときは不安障害という診断もつけるということになりますか。

内山　合併診断はもちろんつけるんですよ。統合失調症も合併診断はつけたほうが

前書13頁
- 原因は脳の機能の違い
- 特定の原因があるわけではない
- ほかの障害と合併しうる

前書66頁
- スキゾタイパル（統合失調型パーソナリティ障害）、ジンプレックス（単純型統合失調症）、ヘボイドフレニー（類破瓜《はか》病）と診断したくなる人がいたら、発達障害を疑う

いいと思う。だけど、不安障害を診断する時に、発達障害があるかないかは診ておいたほうがいいと思うんです。

宮岡　ああ、それはそうですよね。

内山　統合失調症を診断する時でも診ておいたほうがいいと思いますね。そのほうがたぶん症状の理解が進みます。

宮岡　「認知症と発達障害」や「統合失調症と発達障害」は、両方の疾患の原因が別であると考えられる傾向が強いため、併存という考え方がわりあいすんなり入ってくる精神科医が多いかもしれません。ところが「不安障害と発達障害」や「うつ病と発達障害」となると、発達障害の特性が不安やうつの発生に直接影響を与えている、あるいは原因になっている可能性すらあるわけです。例えば不安やうつを出しやすい個人の持つ脆弱性に発達障害の特性がたいていは関係している。だから、単純に併存とするには抵抗のある精神科医がいると思います。

ただこれも、不安神経症という用語を用いる精神科医は不安の原因を考えながら診断するわけですし、DSM以降で診断名として不安障害を用いる医師は、原因などを考えず、症状だけで診断する傾向が強いです。そう考えるとDSM世代以後の若い医師は、不安神経症ではなく「不安障害と発達障害」、内因性うつ病や抑うつ神経症ではなく、「気分変調性障害と発達障害」という診断のつけ方に抵抗がないのかもしれません。

内山　例えば、僕は初心者の頃に「強迫神経症の人があとで統合失調症になると、どうして強迫神経症の診断がなくなってしまうのか。それは変だ」と思った経験があるんですよね。

宮岡　初期症状みたいになっちゃうからですね。

内山　なぜ「強迫神経症プラス統合失調症」ではダメなんだろうと。抑うつもそうですね。統合失調症の人が抑うつになったら、うつ病とはつけないじゃないですか。統合失調症の抑うつ状態ですよね。

宮岡　根本的にはこれまでの診断学の考え方の問題でしょうね。しかし、統合失調症の人が認知症になったら、多くの精神科医は抵抗なく合併と言っている。「統合失調症の診断をやめて、認知症でいい」とは言わない。

内山　言わないです。ちょっと違いますもんね。『認知症疾患治療ガイドライン2010』では「認知症とは、一度正常に達した認知機能が後天的な脳の障害によって持続性に低下し、日常生活や社会生活に支障を来すようになった状態を言い、それが意識障害のないときにみられる」と記載されていて、厳密にとると知的障害者は認知症の診断はできないということになっていました。でも『認知症疾患診療ガイドライン2017』では「正常に達した」の文言は記載されていません。定義としてICD-10、NIA-AA、DSM-5の診断基準が記載されていますが、実はこれらのどこにも「正常に発達した」の文言はないんです。だから知的障害のある人が認知症になっても併存診断できるようになりました。ずいぶん認知症も変わってきているんですよね。

宮岡　病気の範囲を広げようとしている動きであれば、いろいろなことを考えておかないといけないですね。

内山　いいか悪いかは別にしてね。

宮岡　内山先生は、基本的には発達障害という軸が常にあって、どんな患者さんを診るにあたってもその軸を持ちながら問診をしていくというスタンスでいらっしゃるわけですよね。

内山　そうです。知的障害もです。どちらも生まれつきの障害だから、発達障害も知的障害も同じですよ。大人の精神科医の先生方も常に知的障害を診ているじゃないですか。IQ50の人に不安障害という診断をつけるかもしれないし。

宮岡　確かに先生が言われるように、IQ50の人も不安障害とつけていますね。それから発達障害の人の適応障害だったら両方の診断をつけたって別に抵抗はない。軸として診るべきであるということになると、先ほどのヒエラルキーの話で言えばかなり上のほうに置いていいのだと思うし、「全部にその軸は持ちなさい」というこ

✽NIA-AA
アメリカの国立老化研究所(National Institute on Aging：NIA)とアルツハイマー協会(Alzheimer's Association：AA)のワーキンググループが提唱した認知症疾患の診断基準。

とになるんでしょうね。

内山　病気が軽い／重いではなくて，「もともと生まれつきあるものだから」ということなんですね。僕に言わせれば，全体的に遅れているのが知的障害で，デコボコが目立つのが発達障害で，どちらも生まれつきです。知的障害の子に統合失調症の診断がつくこともありうるのだから。

宮岡　そんなに違和感はないのだけれど，発達障害をもしヒエラルキーのなかに入れるとしたら，知的障害や認知症と並べるぐらいにしないといけないということですね。

内山　そうそう。知的障害と同じ軸ですよね。

宮岡　不安障害という診断がついたら知能を診ないなんていうことは絶対にしないわけですしね。両方があれば知的障害と不安障害の合併というわけだから，結局合併でいいのでしょうね。

内山　そうなんです。知的障害の子だって時には統合失調症になりますものね。その場合は合併です。もちろんうつ病にもなりますしね。

ポイント
- 全体的に遅れているのが知的障害，デコボコが目立つのが発達障害で，どちらも生まれつき
- 知的障害と不安障害や統合失調症の合併もありうる

きちんと発達歴を聴くと主訴や症状の背景が見えてくる いい医療＝いい医師を選ぶこと

宮岡　内山先生の場合、常に発達障害という軸を持って患者さんの話を聞いていらっしゃるので、合併なり鑑別なりの展開ができると思います。

一方で、成人の患者さんを診ておられる大半の先生は発達障害という軸を持って診療しているわけではないと思います。そうした先生方はこれからどのようにやっていくのがよいでしょうか。

ＡＳＤにしろＡＤＨＤにしろ例えば、どういう主訴で来院することが多いのか。「ちょっと気分が乗らない」「不安です」「寝られません」など、さまざまな主訴の患者さんが来られる中で、どこでＡＳＤなりＡＤＨＤなりを疑うべきかを知りたい人は多いと思います。まあ「常に疑う」が正解なのは明らかですが、特にこれと言えることはありますか。

内山　発達障害の場合、そもそも主訴という概念が違うんですよね。うちのクリニックに来る子どもの主訴で一番多いのは「認知を伸ばす方法について知りたい」で、大人の主訴で多いのは「診断を聞きたい」ですね。

宮岡　自分の診断を知りたいということですか。

内山　そうそう。うつ病とわかっている人は別に診断を聞きたいと思って病院に来るわけじゃない。うつ病を治してほしいから来るわけです。でも発達障害は違うんです。だから主訴という概念自体が発達障害にはちょっとそぐわないところがあるんですよ。「眠れない」とか「気分がすぐれない」と言って来るとは限らないので。

宮岡　大人が病院に来る場合は、今言ったような不安感や憂うつ感などを訴えて来ることが多いわけです。特に入院例は、内山先生が言われたようなことも含めて、ルーティンに発達史まで全部聞かないといけない。外来でも40分ぐらいの時間をかけられる時であれば、子どもの頃はどうだったか、小学校の頃の欠席日数とか、友達がいっぱいいたかどうかとかいうことは基本的にはザーッと聞きます。それは単なるうつ病でも聞くようにしている。

内山　それはすごいですね。

宮岡　発達史は絶対に聞くべきだと思っています。かつ、大人の場合は主訴になるんだけれど、憂うつ感とかいろいろなことを聞いていくうちに、例えば「いい日はすごく元気なんだけどね」とか「忘れ物も多いよ」。そういう時は落ち込むよ」というように、より発達軸のことを聞いたほうがいいと思うような主訴や症状の話が出てくることもあるので、その場合は発達軸のことも時間をかけて聞く。その結果、発達障害が背景にあるのかどうかということを判断するのが、大人の診察での理想じゃないかと思っているんです。でも今は、患者さんが抑うつ状態だったら、うつ病だけを思い浮かべて聞くから、15分間面談して、「ご飯が食べられる?」とか「好きなテニスをやる気なくなった?」みたいなことを聞くだけで、過去のことを聞かない先生のほうが多いように思えて、心配しています。

内山　多いですね。

宮岡　ちゃんと聞けばけっこう出てくるのに、聞かない。「聞いてややこしくなるより、薬だけ出して帰すほうが楽」みたいに考えている精神科医がいそうです。

内山　それはそうですよね、薬だけ出して帰すほうが楽だ(笑)。よくはないけどね。

宮岡　定型的な診察はそんなに難しくないと思うんですよ。あらゆる精神疾患や精神面の特徴を頭に置いた診察は、初診時に40~50分あればできると思うんです。

内山　そうですね、50分あればできますよね。

宮岡　ちょっと疑ったら、それをさらに次回詳しく聞くというのでもかまわないと思うんですね。だからいい医療というのは、結局「いい医師を選べ」ということかなあ。精神科医なら誰でもいいということはありえないのだから。患者さんには「いい医師を選んでください」と言わないといけない。

内山　確かに。でも、問題はどうやって選ぶかですよね。

宮岡　それが難しい（笑）。ただ、発達障害に限らず、いい医師をどう選ぶかということを気にしている人はけっこういて、例えば統合失調症に関係することだと、最近ある人が、「クロザピン*をやっている施設に行ったほうがいい」と言っているんです。クロザピンをやるには血液内科との連携が必要なので、やっている施設なら周囲との連携が取れて、周囲からもそれなりに認められている証拠であると。

内山　一つの指標となるわけですね。

宮岡　クロザピンをやっていないところでもいいところがいっぱいあるだろうけれど、少なくともクロザピンをやっているところはきっと一定線はクリアしているはずだと考えるわけです。これに限らず、いろいろなところで、医師を選ぶ指標というのがぼちぼち出てきていると思います。

うつ病や認知症の場合は、「いい病院を選べ」ではなく、「いい医師を選べ」にしないといけない、と改めて強調しておきます。毎年医師が替わる医療施設がけっこうある。大学の医局が人を派遣するという時代が終わりつつあり、医師もより待遇のよい病院に異動しやすくなりますから、医師の異動はこれまで以上に激しくなるかもしれません。医師がよかったら医療はそんなにあやしくならないというのは、精神科に限らない話だと思います。

***クロザピン**
商品名＝クロザリル

【診断の効用】

発達障害はあくまでも「かもしれない診断」現在と過去は連続しているという視点が重要

宮岡　発達障害については、大人の場合は子どもより診断が難しいですよね。発達の過程で大人になればなるほど、親や友だちとの関係などで心理社会的な要因が加わっていくので、それが生まれながらに持っている特性なのか、生まれたあとに持った問題なのかも判断が難しい。場合によっては生まれながらに持っているものが増悪している場合もあるし、修復されている場合もある。そうしたことを踏まえると大人の診断はかなり慎重に考えないといけないと思うのですが、この点について内山先生はどうお考えですか。

内山　現象だけとらえると対人交流の読解力に問題があったり、抑うつがあったりするわけですね。

宮岡　表面的にはそうですね。

内山　でもその表面的な部分ではないところ、もっと深い部分と言うと深層心理学みたいに聞こえますが、そうではなくて、子どもの頃から継続して存在する、その人の認知特性を診ないといけないと思います。例えば「この患者さんはうつ病の診断基準をきちんと満たしている」というところで診断が終わると、発達障害は確実に見逃されるわけですよ。だから、診断ということの意味をよく考えないといけないと思うんです。

診断というのは、症状をきちんと捉えたうえで、それに合った精神療法や薬物療法に乗せるということだという考え方もありますね。診断の捉え方はいろいろで、ヒア&ナウで現在の状態を正確に捉えることが一番大事で、発達歴など過去のことなどかまっていられないという考え方の先生もいます。

「この患者さんは抑うつ状態だからうつ病と診断しましょう」「妄想があるから統合失調症だ」と診断して終わりかもしれないけれど、ケースによっては、よく聞くと小さい頃から発達障害と思われる症状があって、今はそれが出ていないけれど、抑うつの背景にはそれが隠れている。それで、実は発達障害に対する支援方法、構造化などを使うとその人のストレスは減って、薬物療法や精神療法への反応性がよくなるかもしれない。

そういう「かもしれない診断」なんだと思うのです。高機能の人の場合は特にそうです。今言ったのは主に広汎性発達障害、ＡＳＤの話ですが、そういう意味では診断が難しいというだけではなくて、そもそも「診断をどう捉えるか」という問題ですね。

宮岡　「診断なるものを」ですね。

内山　はい。「診断なるものを」、診断の効用をどう捉えるかという話になってきて、これは単なる統合失調症かどうかの分類ではなくて、その人の支援方法を再検討するための一種のフレームワーク、医学的・心理学的なフレームワークだと捉えるべきだと思うのです。

だから0か1か、イエスかノーかという議論ではない。発達障害の特性は、正常な人もみんな、多少は持っているわけです。0か1ではないので、それが抑うつの背景に50とか70とかあるのだったら、それも考えて「抑うつプラス発達障害」というフレームの中で支援方法、あるいは予後を検討するといったほうが実際的な効用は多いのではないか。それが私の考え方ですね。

宮岡　そうすると先生、実際の診療では何を診ておけばいいですか、表面の症状は当然診ますよね。

内山　表面の症状は当然大事です。発達障害の重複診断を下すかどうか、どうしても判断が難しい時に役立つのは、極端に言えば過去しかないわけです。子どもの頃の話を聞く、あるいは推測する。今、研究領域ではｆＭＲＩ✽などの画像診断が利用されているけれど、少なくとも臨床的に使える段階にまではいっていないので、

✽ ｆＭＲＩ（functional magnetic resonance imaging）
機能的磁気共鳴撮像。主に脳機能を計測するための画像検査法。

ＡＳＤやＡＤＨＤが過去からあったかどうかということを問診で確認するのが一番大事なことです。過去が現在を規定するという見方ですよね。

記述現象学的診断学でも人間学的診断学でも、過去のこと、特に幼児期の認知発達のことなどは、それほど考慮していないわけです。それは当然なのでしょうが、発達障害の診断学では現在と過去は連続しているという視点が重要だと思います。精神分析的な見方では母子関係は重視するわけですが、発達障害の診断学で乳幼児期に注目するのは母子関係だけではなく、それも含んだ広範囲の認知発達の過程です。そういう点では今までの診断学とは違います。

宮岡　違いますね。つまりは「どういう人においても、生活歴と過去の歴史まで聞いて、診断軸にＡＳＤなりＡＤＨＤを含めないといけませんよ」ということこれまでの議論にいきつくということですかね。

内山　含めたほうがよいとは思いますが、実際の臨床では難しく現実的ではないので、典型的なうつ病の治療や統合失調症の治療でうまくいかない場合に発達障害を念頭に置いて、ということかもしれませんね。最低限そういう時には考えてもらうようにする。本当は全部聞いたほうがよいとは思いますが。

宮岡　これからは教育や一般の先生の啓発も含めて、初対面の初診面接でどこまで聞くべきかというのは、けっこう重要な問題ですよね。

記述現象学的診断学
一つひとつの精神現象を明確に区別をつけて記述することで精神現象に名前をつけ、理解しようとする立場。ＤＳＭ診断への源流となった。

人間学的診断学
精神疾患はある病者の人間的本質を共有する単位とみなし、個々の症状よりもその病者の本質的な在り方を重視して診断する立場。

ポイント
- 記述現象学的診断学や人間学的診断学では過去、特に幼児期の認知発達については あまり考慮していない
- 発達障害の診断学では現在と過去は連続しているという視点が重要

昔は「病前性格は絶対に聞け！」と言われていたのが、今はあまり聞かない傾向にあります。病前性格と同じように、発達史の中で発達障害軸をきちんと評価しましょうと強調したいですね。先生がさっき言われたように、「治らなければ考える」ではなくて、「もっと早い時期に考えましょう」と言ったほうがよいような気がします。

内山 できればそのほうがいいです。病前性格はあまり妥当性がないということで最近言われなくなりましたが、「病前性格の代わりに発達歴を聞く」と考えるといいですね。

宮岡 そういう感じですよね。症状と発達歴、それに環境を聞く。「多軸診断をきちんとやりましょう」という話ですね。✽DSM-Ⅳの Ⅱ軸のところに知的障害は入りましたが、発達障害が明確に入っていなかったので、これをもっと入れようということですよね。

内山 僕は本来そうあるべきだと思います。絶対にそうしたほうがいいです。

宮岡 それと研究レベルでいろいろ言われている画像診断ですが、もし画像診断で健常対照群との差が見いだされたとしても、「だから疾患である」というのはちょっと引っかかります。もし診断に役立てるにしても、その疾患は臨床が求める疾患とは違うように思います。例えば将来、発達障害、ASDのバイオマーカーが出たと

✽ **DSM-Ⅳの Ⅱ軸**
DSM-Ⅳは精神疾患を網羅的・統合的に捉える目的でⅠ~Ⅳ軸の多軸診断システムを採用しており、知的障害はⅡ軸に位置づけられていた。このシステムはDSM-5では廃止されている。

して、治療において何が進歩するんでしょうか。私は少し疑問なんですが。

内山　バイオマーカーは研究的には大事かもしれないけれど、先ほども少し言ったように、少なくとも現時点では臨床的にはあまり関係ないと思いますね。こういうことを言うとまた怒られるけれど。バイオマーカーが治療に与える影響が何かあるとすれば、身体疾患や合併精神障害の見立てには役立つかもしれないという点でしょうか。特定の遺伝子や染色体異常や酵素異常があれば、なんらかの特性がありそうで、そこを重点的に見立てるみたいなイメージです。

宮岡　結局われわれがしなければならないのは、本人の特性と環境との在り方を慎重に評価して、そこを診ていくということですよね。そうすると、その中で本人の特性評価軸に発達障害が少しあるというぐらいですよね。

内山　初診の1割か2割かでいいと思うんですけど、そういう短い時間、発達障害のことを聞いてみる。例えば神経内科では、パーキンソン病疑いで来た患者さんであっても小脳症状を診ますよね。それと同じです。

宮岡　そうですね。精神現在症✻をきちんと包括的に評価しなければいけないと強調したいですね。

内山　神経内科の初診では主訴がなんであっても、意識状態から知能、運動、脳神経、錐体路、錐体外路、小脳症状、感覚などを、ざっとでも全体をチェックします

✻ **精神現在症**
精神症状は意識、知的機能、知覚、思考過程、思考内容、気分、欲動などに分けて、異常の有無とその内容を評価するのが一般的であり、これを精神現在症と呼ぶことがある。内科診察において、頭痛が主訴であっても心音を聴き、足のむくみの有無を確認するような全身診察が必要なのと同様、精神科診察でもこの精神現在症を包括的に確認する必要がある。

よね。発達障害もそういう感じで診たほうがいいですよね。

宮岡　0か1かで診断できるような問題ではないのは、パーソナリティ障害も同じですよね。程度がどうかということですよね。

【診断のスタンス】

除外ではなく、積極的に「発達障害がある」という目で見ていったほうがいい

宮岡　診断をする場合、積極診断か除外診断かという話がありますが、これまでのお話からすると、ほかの病気をどんどん除外していって「もう発達障害しかないね」という除外診断は適切でないと言っていいですね。

内山　そうです。明らかに積極診断だと思います。それが、症状の1割を説明するのか10割を説明するのかわからないけれど、積極的に「ある」という目で診ていったほうがいいです。それに、発達障害は小学校では6％くらいはいるとの調査結果✽が出ており、決して少なくない、むしろ多いですよね。たぶん精神科外来に来る人はもっと多いので、やはり積極診断にすべきですね。

宮岡　これも強調しないとね。私も、ほかの病気の除外じゃないなと思うので。でも大人の場合、発達史を尋ねるのが難しいです。本人も親も記憶は曖昧だし、親がすでに亡くなっていることもあります。最近気になるのは本人や親の話があまりにＡＳＤやＡＤＨＤに合致する場合で、よく聞いてみると最近読んだ発達障害に関す

✽小学校では6％
→文献（302頁）参照

る本の影響で、記憶がゆがめられているのではないかと思える場合もあります。「今」、言い換えれば精神現在症でどこまで評価し、診断できるのかというのは課題ですね。

内山　そこは永遠のテーマなんだろうなと思いますね。

「今」でもある程度の評価はできるけれど、少なくとも高機能の人なら本人が喋るわけで、本人に聞くしかないです。本人から聞くとバイアスはかかりますが、少なくとも意図的に詐病的に言わない限りは、発達史は拾えると僕は思います。

宮岡　抑うつがすごく強くて、本人の記憶も曖昧だとか、喋れないといった場合は、とりあえず治せるものから治していかないといけないですよね。

内山　そうですね。そこは抑うつの治療をしてからですね。

宮岡　先ほどバイオマーカーの話が出ましたが、それによって発達障害と診断され、発達障害特性が見つけられることはあるかもしれないけれど、見つかったからと言って治療法が変わるという問題ではないということでしたね。

内山　そう思います。可能性は探すけれど、治療ということになると認知特性や行動特性を評価するしかないので、結局バイオマーカーがあってもなくても支援方法には大きな差はないと思います。ただ、バイオマーカーでその確率が高いとなったら丁寧に問診するとか、そういう意味での有用性はあります。たとえバイオマーカーで診断がついたとしても、支援方針を立てるためには丁寧に当事者の特性を把握することが第一であることは変わらないはずです。

宮岡　最近、発達障害の精査入院をとっている医療機関もあって、マスメディアがすごくいいことをやっているように報道していたのですが、あれにはすごく引っかかっています。だって実際に発達障害の確定診断ができるような検査はないし、入院しないとできない検査があるわけでもない。逆に入院生活のマイナス面もあるでしょう。

内山　入院する必要はないですよね。効率的に検査ができるという点はあるだろうけれど。

宮岡　そう、短期間に集中的に検査ができることくらいしかメリットがないと思うので、国全体として医療費が足りないこの時代に本当に精査入院をやっていいのかどうか疑問なんです。デイケアもそうですが、発達障害はこの医療費の面にも問題を投げかけているという気がします。

内山　そうですね。医療費も大きな問題ですよね。

【評価尺度】

傾向を捉えることはできるが診断ツールとして使うことはできない

宮岡　診断の話に関連して触れたい問題として、評価尺度や質問票の乱用というのがあります。

内山　確かに乱用ですね。これは大問題です。

宮岡　先ほどのインターネット上にあるＡＤＨＤの質問票などですね。

内山　ＡＱもそうです。

宮岡　これは極端な例でしょうけれど、ＡＱを患者さんにつけさせて「あなたはＡＳＤの傾向がありますね」と言っている精神科医がいると聞いています。

内山　私も聞きます。けっこういるみたいなんですよね。

宮岡　あと、ＷＡＩＳの下位尺度にばらつきがあると、すぐＡＳＤと言ってくる先生もいる。

内山　これは完全に間違いです。

宮岡　そうですよね。この前、あるところで「以下の中で発達障害の診断に役立つ

✽インターネット上にあるＡＤＨＤの質問票
→23頁参照

✽ＡＱ
(Autism-Spectrum Quotient)
自閉症スペクトラム指数。50項目の自己記入式で、カットオフは26点。日本語版（ＡＱ-Ｊ）は2種類ある。

✽ＷＡＩＳ（Wechsler Adult Intelligence Scale）
ウェクスラー成人知能検査。言語性・動作性に関する複数の下位検査の評価点から言語性ＩＱ、動作性ＩＱ、全ＩＱを算出することができる。現行版はＷＡＩＳ-Ⅲ

心理検査はどれか」のような問題で、「WAISの下位尺度得点のばらつき」を正解とする問題が作られそうになっていたのです。試験問題を作る人のレベルでもこの程度なのかもしれません。うちの外来でもWAISのばらつきを根拠に紹介してくる先生や心理士がいます。

内山　心理学を教えている先生の中でもばらつきがあるので発達障害とするという先生がけっこういます。でも高機能になればなるほどフラットになってくるんです。

宮岡　そうなんですか。

内山　年齢が高くになるにつれフラットになってくる。比較的重度の、昔の高機能自閉症、例えば映画*『レインマン』のようなタイプの人は凸凹が激しいかもしれません。でも、現在みるアスペルガータイプの子どもや成人は凸凹がほとんどない人も多いんです。

宮岡　でも「ばらつき」はけっこう信じられていますよね。

内山　完全に都市伝説ですよ。診断とまでは言わないまでも、「この認知プロフィールならこの療育をしましょう」といった内容の本もあるんですよ。

宮岡　子どもの場合はそうですよね。

内山　だからその影響があると思います。認知プロフィールで療育が変わるわけではないです。そういう本には、例えばこの人は*VIQが高いから視覚支援はいらな

---

* **映画『レインマン』(原題：Rain Man)**
米アカデミー賞とゴールデングローブ賞で作品賞を受賞した1988年公開のアメリカ映画。監督＝バリー・レヴィンソン
父の遺産を巡り、自閉症などの精神障害と突出した才能を持つ重いサヴァン症候群の兄(ダスティン・ホフマン)の存在を知った弟(トム・クルーズ)が兄との出会いで変わっていく姿を描いたヒューマンドラマ。

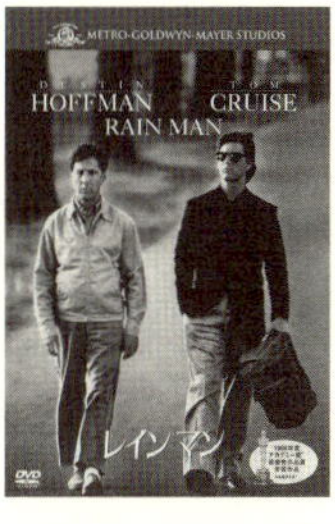

(発売元＝20世紀フォックス ホーム エンターテイメント ジャパン)

* **VIQ**
言語性IQ

いとか、言語支援はいらないとか、言葉による支援を中心にしましょうとかいうことが書いてあるんです。しかもけっこうそれがまかり通っている。

宮岡　そういう説は多少筋が通っているのですか。

内山　いいえ、まったく通っていないです。日本の場合、心理の先生は法的には診断ができないので、診断という概念を解釈に入れないことが多い。公式に診断ができないことが関係しているかどうかは定かではありませんが、診断を解釈に入れない傾向がありますね。それは日本特有の現象だと私は思っています。

宮岡　ああ！　そういう背景があるわけですか。

内山　欧米の✽クリニカルサイコロジストは診断ができるので、「この子はＡＳＤでこういうプロフィールだから、こういうプランにしましょう」と心理の立場から言えるわけです。ところが日本の心理士は診断をしてはいけないし、心理士の中には診断ということについて拒否的な人も少なくないんです。

　私はアメリカの✽ＴＥＡＣＣＨ部と英国自閉症協会の✽ローナ・ウィング先生のところに留学しましたが、ＴＥＡＣＣＨ部のディレクターはほぼ全員クリニカルサイコロジストですし、ローナ・ウィングセンターもウィング先生以外はクリニカルサイコロジストでした。どちらもＡＳＤの診断を大切にし、ＡＳＤであればＡＳＤ特性から支援を考えるということが徹底していて、ＷＡＩＳのプロフィールはあくまで

✽**クリニカルサイコロジスト** (clinical psychologist)
臨床心理士

✽**TEACCH**
(treatment and education of autistic and related communication handicapped children)
米ノースカロライナ州で行われているASD者に対する包括的なサポート・プログラム。

✽**ローナ・ウィング**
(Lorna Wing)
1928–2014。イギリスの精神科医で、ASD研究の第一人者。ASDの大規模疫学研究であるキャンバーウェル研究やアスペルガーの原著の英訳など、ASD研究の進展に大きく貢献した。キャンバーウェル研究はロンドンのキャンバーウェル（Camberwell）地区において知的障害のある子どもを対象に行った疫学調査。社会性、コミュニケーション、イマジネーションの「三つ組の障害」

参考にする程度です。

日本では診断という枠をプランに入れないから、結局WISC*のプロフィールなどでプランを出すしかない。だからそういう本がたくさん売れているんでしょう。

宮岡　そうした日本の実情、医師以外が診断という言葉をほとんど使わないという部分は知っておいたほうがいいですね。心理職は国家資格となりますが、今の内山先生のご指摘は大きな課題になりそうな気がします。

内山　これは公認心理師*になっても一緒ですからね。医師も「診断は自分たちのものだ」と死守する傾向があるからどっちもどっちかもしれないけれど、いずれにしても診断をする・しないという点は日本の心理職とイギリスやアメリカのクリニカルサイコロジストとの大きな違いですね。

宮岡　話を評価尺度そのものに戻して、例えばAQの質問票を患者さんと一緒に読みながら聞いていくと、「えっ、こういう傾向があるの？」と、それなりの情報が得られますよね。

内山　そうです。

宮岡　利用できるのはそれくらいの使い方ですよね。

内山　その点数で診断や治療はできないです。例えば「ああ、君はこう思っているんだね。お母さんはこう思っているんだね。僕はこう思うよ」という具合には使え

などを発見した同研究が、今日のASD概念の始まりとなった。

* **W-SC（Wechsler Intelligence Scale for Children）**
児童向けウェクスラー式知能検査。6歳から16歳までを対象とする。

* **公認心理師**
2017年9月15日に施行された公認心理師法に基づく臨床心理の分野における日本初の国家資格。第1回公認心理師試験は18年9月9日に実施。

るし、診断書を書くのに便利ではあるのだけれど、それぐらいですよ。少なくとも診断には使えません。

宮岡　子どもの検査で、いくつか操作的なものがありますね。

内山　あります。

宮岡　あれの目標は診断の確定ですよね。トレーニングを受けてやるもの。

内山　ADI-R✽のことでしょうか。それだけで診断してはいけないと僕は思います。例えばADI-RやADOS✽に沿って2時間ぐらい話を聞くと、どちらもカットオフポイントが出ます。でも、その数値だけで診断するのは間違いだと思います。

宮岡　子どもの検査ですよね。

内山　子どもも大人もあります。ADI-Rは親から聴き取った情報をもとに点数をつけます。ほかの情報を入れてはいけないという、そういう診断ツールなんです。でも実際には目の前に子どもがいて、学校でもいろいろな間接情報があるから、本当はそれを入れていったほうがいいと思うのですが、ADI-Rのアルゴリズム診断はそれは入れない。あくまで親から聞いた情報だけで診断する。そういう意味では研究用の側面が強いです。もちろん、臨床家はADI-R以外の情報も加味するので、またアルゴリズム診断とは違った見方をすることもあります。ただ、点数がカットオフポイント以下だから診断はできないとか、逆にカットオフポイントを超える

✽ **ADI-R**
(Autism Diagnostic Interview Revised)
ASD診断のための面接ツール

✽ **ADOS**
(Autism Diagnostic Observation Schedule)
自閉症診断観察検査

✽ **ADHD-RS**
(ADHD Rating Scale)
ADHD評価スケール。DSM-Ⅳを基にADHDの診断のために開発され、全米での大規模な調査から検討がなされている。日本語版は『診断・対応のためのADHD評価スケール　ADHD-RS【DSM準拠】』（監修：市川宏伸、田中康雄、明石書店、2008）

からASDだと断定するとかは変な話ですよね。道具は道具なんで過信しないほうがいいということです。

宮岡　ADHDの場合はどうですか。

内山　よく使われるのはADHD-RSですね。成人用には質問紙のCAARS、構造化面接のCAADIDがあります。これらはDSMに準拠しています。

宮岡　ありますね。それも診断の確定とは違うと考えたほうがいいのですかね。それを言い出すと、診断する必要があるのかというような議論になってしまいますが。

内山　ADHDもASDも構造化面接で診断するのが主流ですよね。それで確定診断になるかどうかという問題は、大人の精神科の構造化面接も一緒です。実際には構造化面接でこうなっても、臨床的には「でも、この人は違うね」と思っていることがありますよね。検査や構造化面接をあまり過信しないほうがよいと思います。

✽ **CAARS（Conners' Adult ADHD Rating Scales）**
18歳以上を対象としたADHDの評価尺度。検査用紙は「自己記入式」と「観察者評価式」の2種類がある。

✽ **構造化面接**
確認すべき症状項目を明示し、面接方法や症状の確定方法、重症度評価法などについて詳細な基準のもとで行う精神科面接。質的・量的に均一化された情報を漏れなく得ることができ、再現性・信頼性が高いとされる。

✽ **CAAD-D（Conners' Adult ADHD Diagnostic Interview For DSM-Ⅳ）**
18歳以上を対象。成人期と小児期の両方における症状からADHDを診断できるよう構成されている。

合理的配慮が必要かどうか社会的な背景も考慮すべき

宮岡　そうすると、どうも引っかかってくるのは、「そもそも診断すべきものなんだろうか」というところです。

例えばわれわれの頭の中でいえば、統合失調症は0か1で診断できるだろう、うつ病は以前はできたはずだけど最近はできなくなっているんじゃないか、パーソナリティ障害は trait（特性）から disorder（障害）まできっと連続性があるだろう、と考えるわけですが、ＡＳＤやＡＤＨＤは0か1で診断をすべきものではないという理解をはっきり伝えたほうがいいですか。

内山　0か1かどうかは別にして、condition なのか disorder なのかという話はありますよね。イギリスのバロン＝コーエン✽という研究者は condition という言葉を使います。一方でウィング先生は死ぬまで disorder を使ったほうがいいと言っていました。なぜかというと、condition だと誰も支援しないだろうと。「condition に税金を使うのか」みたいな話が出てくるわけです。

✽サイモン・バロン＝コーエン（Simon Baron-Cohen）1958–。英ケンブリッジ大学教授。ＡＳＤの心理学研究で有名。

宮岡　医療費の負担の問題なんですか。

内山　condition、つまり人の個性に対しては税金を使って支援しないじゃないですか。人の個性に対して税金を使って支援するのか、それで納税者が納得するのか、という話です。そういう社会的な背景もあります。

宮岡　社会的要請で診断が決まるという面はありますね。

内山　そうなんです。だからＤＳＭも、それによってその人の社会適応も制限されるという項目が必ずあるじゃないですか。ここでいう診断も、例えばウィング先生の診断は特性が強い／弱いはありますが、それによって「この人は支援が必要なのかどうか」とか、「支援が必要な根拠はこの特性の強さ／弱さによるのか。その特性によって支援が必要だったら診断しましょう」と。だから、発達障害の診断は統合失調症や双極性障害の診断とはどうしても異なる側面が出てくるし、てんかんの診断などとも違う。

僕としては、支援を受けるため、合理的配慮を受けるためには診断が必要だから診断しようという考えをとります。だから、0か1だけではなくて、社会的な背景も考えていかなければなりません。

例えば、医学的あるいは心理学的な発達障害特性の偏差値のようなものがあるとして、偏差値70のＡさんと60のＢさんがいたとします。70の人は特性がかなり強いけれど、知的な能力も高い研究者です。大学の先生で講義や論文指導は一応できる。対人交流は下手ですが、少数ながら学者仲間もいる。Bさんは偏差値60だから特性はかなりあるけどAさんほどではない。対人交流が下手という点ではAさんと一緒ですが、特に得意なものはなく就職に生かせるような強みもない。大学はなんとか卒業したけれど就職はことごとく失敗。企業からみて積極的に採りたい人材ではないけれど、企業にとってもメリットがある障害者雇用の枠なら採用を考えるかもしれない。そのためには診断が必要になりますよね。診断があれば、合理的配慮の対象になり、ジョブコーチなどの支援を受けられることも可能かもしれないし。

このような場合、Aさんには診断はいらないけれどBさんにはあったほうがいい、と言えるのではないでしょうか。配慮があればBさんも就職できるかもしれないし、発達障害の配慮があることでBさんが仕事ができれば本人も企業も両方とも助かる。そもそもAさんは特性が強くても支援を必要としていません。ビル・ゲイツ✿はおそらく特性は強いけれど診断はついていないですよね。彼もそれを必要としていないし。

宮岡　発達障害支援法✿という法律がありますが、支援を受けるためには診断しないといけないですものね。

内山　そう。診断がないと合理的配慮も本来できないんですよね。日本はそこが曖

✿ビル・ゲイツ（William Henry "Bill" Gates III）
1955–。米マイクロソフト社の共同創業者。2008年にマイクロソフト社の経営とソフト開発の第一線から退き、現在はビル＆メリンダ・ゲイツ財団の活動に専念し、エイズ、マラリア、結核の根絶などに尽力。

味なんだけど、イギリスとかは診断のついた人でないと合理的配慮ができないことになっています。

宮岡　どうなればいいものなんですかね。

内山　うーん(笑)。

宮岡　社会的な支援を受けるために診断をつけているという側面もありますが、医師によっては多少恣意的に「まあ、こういう環境の人はかわいそうだから診断をつけてあげよう」というようなケースもあるといった話もあります。これは精神疾患特有のもので仕方がないんですかね。

内山　仕方がないというか、僕が思うには精神科医もそういう社会的な背景まで考慮して診断をする必要があるということじゃないでしょうか。

宮岡　でもそうするとばらつきが出ますよね。

内山　そう。ばらつきは出るんですよ。だから、発達障害については診断の意味が統合失調症などとは違うわけですよね。違うけど重なるところもある。間違って統合失調症と診断して患者さんに薬を出したら困るわけで、そこは精神科医の役割になってきます。そういう意味では、評価者間一致度を重視しすぎないほうがいいと思うんですよね。

宮岡　そこへ行き着きますよね。

✿ **発達障害者支援法**（2005）
第二条　この法律において「発達障害」とは、自閉症、アスペルガー症候群その他の広汎性発達障害、学習障害、注意欠陥多動性障害その他これに類する脳機能の障害であってその症状が通常低年齢において発現するものとして政令で定めるものをいう。

内山　「身勝手な診断だよね」ってことになっちゃいますよね。それに精神科医が診断をお金儲けに使おうとか、別な動機や思惑があるとどんどん診断がおかしくなっていってしまう恐れもありますし。

宮岡　どうやって評価者間一致度を統一すればいいんでしょうね。一応、医療である以上、あんまりバラバラもよくないわけですよね。

内山　国としてはまずいですよね。

宮岡　私なんかは大人の発達障害が言われ始めた頃、これが「第二の新型うつ*」になったら困ると言ったんです。

内山　それは間違いなくそうですよね。新型うつも変な診断ですものね。

宮岡　そうですよね。ASDやADHDの場合もやっぱり0か1で割り切れるものじゃないですよね。

内山　そういう意味では子どもも本質的には一緒です。程度が違うだけで、子どもにも今言ったような問題が出てくるわけです。

宮岡　ほかの病気で0か1で区切った前例はありますか。

内山　知的障害がそうです。

宮岡　知的障害は恣意的に知能指数がいくつ以上で区切りますよね。

内山　高血圧だってある意味、そうでしょう。時代によって数値は変わるけれど。

ポイント
- 発達障害は診断の意味が統合失調症などとはまったく違う
- ある程度の統一は必要だが、評価者間一致度を重視しすぎないほうがよい

*** 新型うつ**
例えば、仕事中や勉強中などは抑うつ状態になるが、それ以外はまったく問題なく日常生活を送れるような状態のことをいう。精神医学的には十分な検討がなされないまま社会に広まったというのが現状。

宮岡　高血圧は、ここのところＷＨＯが軽症高血圧の診断基準を下げたことによって、降圧薬の売り上げが伸びたなんていう話もあるようです。だから言えることとしては「そういう背景があるよ、だから全部真に受けたりせずに、みんなきちんと診断の意味を考えようね」ということでしょうか。

内山　そうですね。

宮岡　すごく大事な問題だと思いますね。

内山　だから「0か1と思わないでください」ということと、診断して障害年金とかを使う時は「医師も自分の社会的役割をちゃんと意識してください」ということだと思いますよ。

✪高血圧の診断基準
日本の診断基準はＷＨＯに準拠しており、現在は１４０／90ｍｍＨｇ以上。米国心臓協会（ＡＨＡ）と米国心臓病学会（ＡＡＣＣ）は２０１７年11月に１３０／80ｍｍＨｇ以上に引き下げる新指針を発表している。

【診断の副作用】

本人の主体性を認めなくなるケースも告知した医師が対応まですべき

宮岡　診断をつけることによる副作用というのもありますよね。

内山　まさに。

宮岡　乏しい根拠で「うつ病」とされた方が、「自分はこれだ」みたいに納得して安心するのと同じような感じですよね。

内山　努力をやめちゃうとか、頑張れなくなっちゃうとか。そういう副作用がありうるのが発達障害の診断ですね。だから医学モデルとは少し違ってくるかもしれません。

宮岡　腫瘍マーカーが出たからどうこうという議論ではないですからね。確かに、精神医学の診断に真っ向から疑義を突き付けている病名みたいなところがありますね。

内山　そうです。例えば認知症は画像所見を見れば、教科書に一致する率はけっこう高いと思うんですが、発達障害は典型的な画像所見もないし、ものすごく恣意的になる可能性がありますね。

宮岡　認知症も、脳の萎縮がほとんどないのに認知機能がかなり落ちている人もいれば、逆に画像がスカスカで萎縮があるにもかかわらず認知機能が落ちてない人もいます。認知機能が落ちているということが先にあって、画像を見たらやっぱり萎縮があったという用い方が適切で、脳の画像はあくまでも補助的診断ですよね。だからやはり症状を詳しく聞かないといけない。

発達障害の場合は、臨床的に有用な画像検査に相当するものは現時点でまったくないというお話でしたけれど、認知症も結局は似ている面があるのかもしれません。そうなると精神疾患におけるバイオマーカーは強く求められているけれど、本当にどれほどの意義を持つのか、利用の仕方を誤ると大変なことになるという理解が必要かもしれません。

それに認知機能に軽度の低下があっても、その人なりの環境で生活して、あまり社会機能の低下を感じさせない人はたくさんいますものね。

内山　MCI*とか言い出したら、あまり変わらないですよね。

宮岡　今、道路交通法*が改正されて、MCIなら運転してよくて、認知症だとダメみたいな話になっている。そこはきちんと考えておかないといけないですね。診断が社会的に利用されて、医師の責任が大きくなってしまう。

* **MCI（mild cognitive impairment）**
軽度認知障害

* **改正道路交通法**
2017年3月12日施行。高齢ドライバーによる交通事故を防止するため、認知症などに対する対策が強化された。

内山　悪用する医師も出てくるかもしれないし。

宮岡　そのために診断をつけるなんてこともあるかもしれない。発達障害の場合は、ＡＤＨＤを除いてお薬はあまり使わないので、診断をつけること自体の副作用というか、有害作用を検討しないといけないですね。

内山　それは大事なテーマですね。これまであまり真剣に考えられていないかもしれないです。

宮岡　そもそも診断をつけることのマイナスというのは医療であまり取り上げられないですものね。治療は薬物療法を中心に副作用に注意するのは当然ですが、診断も診断することから来る患者–医師関係の変化、医師の治療姿勢、病名告知の患者への影響など、マイナス面は十分検討すべきでしょう。

内山　マイナス面を挙げるとしたら、例えば大人の発達障害でも20代の方に「アスペルガーですね」と診断をつけると、途端に家族が「お前はアスペルガーだ、俺の言うことを聞け」みたいになって、本人の主体性を認めなくなってしまうことはけっこう多いんですよ。

宮岡　本人も「自分は病気だから仕方がないよね」と諦めの境地になってしまう。

内山　「自分はわからないんです」「できないんです」と思っちゃうわけ。

宮岡　ＡＳＤについては特にそう思うんですが、病名告知自体が治療の一部ですから、病名をつけた医師に治療してもらわないと困るんですよね。それは精神疾患と身体疾患の大きな違いとも言えますが、精神疾患の中でも、発達障害は病名告知の仕方や治療方針の伝え方に医師ごとの違いが大きい疾患であると言えると思います。

内山　僕もそう思います。心の底から賛同します（笑）。

宮岡　統合失調症の場合、病名をつけた医師から別の医師が治療を引き受けてもある程度継続して治療ができるのですが、発達障害では難しいです。診断根拠も医師ごとにばらつきが大きいですし、診断閾値も医師によって違う。病名告知も患者の社会的背景を考慮して治療まで考えてすべきですから。

内山　そう思います。

宮岡　だから患者さんに発達障害の診断をつけたうえで紹介してくる先生が一番困るんです。

内山　大学病院だと多いんじゃないですか。

宮岡　多いんですよ。「発達障害が疑われるから、きちんと診断をつけてもらいなさい」というのなら、まだ否定もできるからいいんだけれど。

内山　発達障害というレッテルを貼った以上、その説明もきちんとして、フォローまでしなさいということなんですよね。

宮岡　診断告知の副作用は、その診断告知した医師が対応してくれないと困ります。

内山　そう。別に大学病院でなければできないようなことはないんです。発達障害は別に特殊な医療はいらないですから。

宮岡　そう。ないんですよ。

内山　だから大学病院に送ること自体も変な話なんですよね。

宮岡　「発達障害を専門に診てくれる医療機関が足りない」という声はよく耳にしますが、その考え方自体がおかしいとも言えます。でも専門機関を自認している医療機関もあるので、なおさら難しい。

まあ過剰診断はすごく多い印象です。産業医として、今、引っかかっているのは、発達障害で有名な先生がＡＳＤという診断をつけて、支援グループの支援を受けている例です。私が産業医として話を聞いていて「本当にこの人、ＡＳＤでいいのかな」と思うのですが、主治医が絶対ＡＳＤだと言うし、病院に紹介された方とは違って、産業医という立場は主治医の診断を認めざるをえません。また支援グループの支えがかえって本人の独立を妨げているのではないかも気にしています。

内山　本来は、診断をつけた先生が「ここが特性です」と言って、支援策まで言わなきゃいけないんですよね。それができない先生が診断だけつけて紹介してくるケースは僕のクリニックにもけっこうあります。変だと思って「どこが根拠か」「どういう特性がありますか」と問い合わせても，ぜんぜん答えてくれませんね。
患者さんに聞いても「診察は10分ぐらいで終わりました」と言うので，第一印象か何かで診断をつけている可能性すらあります。だから診断の根拠が説明できないのでしょう。でもレッテルだけは貼られてしまっていて，困りますよね。

宮岡　そうなると「悪い精神科医がいる」ということですね。

内山　うん，悪いですね。

【操作的診断基準】

簡単に診断できるだろうという錯覚
精神科医以外でも診断できるはずという誤解

宮岡　診断の流れで操作的診断基準、ＤＳＭについて伺います。前回も議論しましたが、あれを読んでも大人の発達障害はわからないですよね。

内山　わからないですね。原書もわかりにくいから、日本語も当然そうなりますけれど、日本語は翻訳で無理をしているところもあるからさらにわかりにくいですよね。

宮岡　役に立たないと言ってしまっていいですか。

内山　いえ、役に立たなくはないです。例えばＤＳＭ-５の『精神疾患の診断・統計マニュアル』✽（マニュアル）のほうは、症状や特性がかなり詳しく書いてあります。テキストとしてはそれなりによくできていて、まとまっています。

ただ、ハンディな『精神疾患の分類と診断の手引』✽（ミニＤ）だけで診断しようとすると絶対に難しいだろうなと思います。

宮岡　確かにマニュアルのほうはけっこうきちんと書いてあるんですよね。ただ、

✽『ＤＳＭ-５　精神疾患の診断・統計マニュアル』（日本語版用語監修：日本精神神経学会、監訳：髙橋三郎／大野裕、医学書院、２０１４）

✽『ＤＳＭ-５　精神疾患の分類と診断の手引』（日本語版用語監修：日本精神神経学会、監訳：髙橋三郎／大野裕、医学書院、２０１４）

つい安易に診断できると錯覚して、ミニDだけ使う医師が増える。

内山　診断というのは、それぞれのプロトタイプから考えるべきなんです。診断基準だけ見ていてもわからないです。診断基準は要点を並べているだけだから、要点だけしか読まない医師がいるとしたら、その人には全体像はみえません。自閉症、アスペルガー症候群、ASDはそれぞれプロトタイプがあり、どれも最初の論文には詳細な症例記述があります。アスペルガー症候群が英語圏で再評価されるきっかけになったウィング先生の報告には6例の詳細な症例報告があります。まず、これらの症例記載を読むことでASDの概念をつかむことが必要ではないでしょうか。

宮岡　実際、DSMを買う人は圧倒的にミニDを買うでしょう。ポケットにも入るし。だからマニュアルを読む人は少数だろうと思います。読むのであればマニュアルのほうをきちんと読むことが大事だということですね。

内山　DSM-5では、PTSDの診断基準が6歳以下の子どもと、成人・青年・6歳を超える子ども、の二つに分かれました。それはそれで悪くないと思います。でも、DSM-5の心的外傷およびストレス関連障害群の中にはPTSDや反応性愛着障害などがありますが、反応性愛着障害と診断するためには、ASDを除外しなくてはいけないと書いてあるんです。それっておかしな話です。だってASDの人が反応性愛着障害になることはあるのだから。同じように、「これを診断するために

✲ 6例の症例報告
→文献（302頁）参照

はこれを除外する」みたいな話があちこちにあります。ADHDの診断のためには不安障害を除外するというのもその一例です。ADHDの方は不安障害にならないのでしょうか。そんなことはありえない。そういうところが臨床的ではなくなっていて、もうちょっときちんと議論したほうがよいと思います。

要するにDSMって分類のための基準なんですよね。どちらが分類しやすいかという視点で書かれているので、臨床的には使いにくい部分がある。だから「DSMってそういうものだよ」ということをきちんと意識して使ってください、ということなんです。これを「不磨《ふま》の大典《たいてん》」みたいにすごく大事なものだと思っている人が多いのだけれど、分類する時には使えるけれど、あくまで限定的なものであって、臨床にはそれぞれの先生方がご自分の経験に基づいて工夫されたほうがいいというのが、僕の印象です。

宮岡　「これと診断されたら除く」という除外診断も、よくわからないのがいっぱいありますからね。

【大人になって診断された人】

子どもの頃から何らかの特性があるはず
学生時代の欠席日数は所見になる

宮岡　次に「子どもの頃に発達障害と診断された人と，大人になってはじめて診断された人との違い」についてお話をしたいのですが，これ，難しいですね。

内山　難しいですよね。

宮岡　子どもの頃から診断されてきた方というのは，いろんな療育を受けているから問題点もはっきり見えやすいところがありますね。

大人になって初めて診断された人というのは2通りあります。一つは子どもの頃の病歴がはっきりしている人。明らかな所見があるのに「なぜ親とか周囲は気づかなかったの？」みたいなタイプですね。もう一つは，子どもの頃にはあまり問題がなかった人。そういう人の場合，「本当にASDと言えるの？　その診断でいいの？」ということになってしまう。後者の場合，「子どもの頃は交友関係も活発で，ASDとは診断しにくい」とか「会社での話の通じにくさは周囲との関係が不適切ではないか」など理由は多彩です。

ポイント
大人になって初めて診断された人には2通りある。
①子どもの頃から病歴がはっきりしている人。明らかな所見があるのに周囲が気づかなかった例
②子どもの頃にはあまり問題がなかった人。本当にASDと言えるのか，その診断でよいのかと思える人もいる

内山　子どもの頃には症状がわからなくて、大人になってわかったということもあると思いますし、あとは親の感度や専門家の感度もかなり影響します。

僕の診る範囲ですと、大人になって初めて来た人で、過去に小児科医やスクールカウンセラーなどにまったく相談したことがないという人は少ないです。相談したけれど「大丈夫だよ」と言われたとか、時には精神科医から「問題ない」と言われたという人もいます。

宮岡　確かに私がＡＳＤと診断した大人の患者さんで、子どもの頃に誰にも相談したことがなかったという方は少ないですね。ＡＳＤと診断しなかった大人の方では、子どもの頃は相談するような問題がなかったという人が多いですが。

内山　非常に少ないと思いますよ。僕が最近診たケースで、発達障害の子どものお母さんなんですが、子どもを連れて来るんだけれどお母さんのほうがすごく疲れているわけ。そこで話を聞いてみると、「いろいろ勉強したら自分がＡＤＨＤかもしれないという気がしてきた。ＡＳＤもあると思う」と言うんですね。35歳ぐらいの人かな。だから「昔はどうでしたか？」と聞くと、その人は小学1年生の時から箱庭療法*を受けていて、教育相談もしたことがあると言うんです。それなのにどこでも診断名はつかなかったし、単なる不登校だと思われてきた。でも「実は先生、私はもう小学2年生の頃からずっと死にたいと思っていましたし、今でも思っていま

＊箱庭療法
子どもを対象にした精神療法。箱の上に動物や建物などのおもちゃを用いて自由につくらせるもの。完成した作品に秘められた願望や葛藤を明らかにすることよりも、その創造活動を治癒因子として重視することが多い。

す」って。つまり本人はずっと苦労してきているわけだけれど，専門家の感度が低かったのかこれまで見逃されてきた。特に当時は発達障害という概念が今ほど知られていなかったですしね。

宮岡　子どもの場合の見落としは今でも多いのですか。

内山　最初にお話しした通り，今は過剰診断もあるので，多分昔ほどではないと思いますが，今の大人の人は子どもの頃に相当見落とされているのではないでしょうか。

宮岡　確かに見落としはありますね。私は大学の若いスタッフにも，初診では必ず幼稚園・小学校・中学校・高校の不登校について聞かせています。長期欠席がある人は何かありそうですからね。

内山　何かありますね。

宮岡　「ちょっと体調が悪かった」という話だけでは状況がはっきりしないけれど，欠席日数ははっきりしますよね。

内山　あれはけっこう所見になります。通信簿に書いてあるので，持っている人には持参してもらいます。

宮岡　担任の先生がすごく褒めていても，欠席日数を見ればよくわかりますよね。

内山　客観的な所見になりますね。

宮岡　だいたい1年に20～30日以上の欠席があると何かあったんだろうなと考えますよね。風邪で欠席ならせいぜい10日以内ですから。

内山　それが，2～3学年にまたがっている人もいますよね。

宮岡　大人になって発達障害を疑われて来院される人で，長期欠席がまったくない人はあまりいないような気がします。ただパーソナリティの問題がある時も欠席日数は増えることがあるので，欠席日数だけでは診断できないですが。

内山　欠席がまったくない人，相談歴が0だという人はめったにいないような気がするな。

宮岡　聞いていけば何かあると思いますね。

【ＡＤＨＤの薬物療法】

行動が治まるという意味で効果あり本質的に効いているかは疑問

宮岡　ＡＤＨＤには治療薬が認可されていますが，そもそもの疑問としてなぜＡＤＨＤに薬は効くんでしょうか。もともとの特性には効かないけれど，行動が治まるという意味で効く，という理解でよいのですか。

内山　ＡＤＨＤの薬が本質的に効いているかどうかは僕は疑問だと思っています。それは興奮の強い人にメジャートランキライザー（抗精神病薬）を使うとおとなしくなるのとそんなに変わらないんじゃないかと思うんですよ。こんなことを言うとまた怒られるんだけれど。

宮岡　コンサータが効く子どもがいますよね。

内山　います。コンサータもストラテラも効く子は効くけれど，それは先生がおっしゃる通り「行動が落ち着く」という意味で効くわけです。では，それで本人がすごく楽になるかというと，それはまた次元の違う問題です。行動の変化と本人の自覚的な苦悩が併行して変化していない可能性は考えておかないといけません。行動がおさまると、怒られないから楽になるという人はいますけどね。

成人の患者さんで薬を使う場合、「確かにこの薬を飲むと不注意はなくなるけど、ずっと飲みたいとは思わない」という人が僕のケースでは多いです。自分のことをある程度内省できる人はこれで本質的に解決するわけではないとわかっています。例えば統合失調症の人に抗精神病薬を使って幻覚や妄想が治まるのとはちょっと違う。もっと対症療法的だと思っています。

宮岡　もっと対症療法的か。なるほど。

内山　認知症の薬物療法が、少なくとも現時点では対症療法的というのと似ているかもしれませんね。

宮岡　認知症のBPSD✽に対して抗精神病薬を使うのは対症療法ですが、今認可されているいわゆる抗認知症薬はBPSDへの適応はなくて、認知症の進行を遅らせるという効果で認められています。個人的には本当に進行を抑制するか、相当疑問を持っていますけど。そういう意味では認知症の抗認知症薬による薬物療法とは異なるような印象です。

内山　そうなんですね。

宮岡　抗認知症薬は進行を遅らせるという目的ですが、どれもあまりうまくいっていないという理解がよいのではないでしょうか。

✽BPSD
↓41頁参照

内山　原因療法を追求しているけれど、臨床的にはあまり効いていないんですね。

宮岡　そう思います。だからあえて言えば抗認知症薬は進行抑制という効果も疑問があるし、BPSDに対しては臨床試験で検証されていないんですよ。

内山　そうなんですね。

宮岡　でも、内山先生のお話しの流れのように、BPSDに対して抗精神病薬を使うのと、ADHDの症状に対してストラテラやコンサータを使うというのを対比させていいのかな。

内山　また怒られますかね（笑）。

宮岡　理屈としてはそうかなと思ったんですけどね。

内山　製薬メーカーのPRとかを読んでいると、仮説ですけれど薬理的には、比較的本質的なところに効いているということを思わせるわけですけどね、ADHD治療薬は。薬理をやっている先生はそういう意見の方がいるようですよ。

宮岡　そうなんですか。

内山　だけど、第三の薬として登場したインチュニブは薬理的には選択的α2Aアドレナリン受容体作動薬だし、ストラテラは選択的ノルアドレナリン再取り込み阻害薬、コンサータは中枢神経刺激薬です。海外ではβブロッカーも使われますし、日本でも海外でも抗てんかん薬のテグレトール✻や抗精神病薬も使用されます。この

✻**テグレトール**
一般名＝カルバマゼピン

ように、作用の異なるさまざまな薬が使われている。だからぐちゃぐちゃと言えばぐちゃぐちゃですよね（笑）。

宮岡　そうなんですよね。ストラテラはもともとは抗うつ薬ですものね。

内山　そうです。ストラテラは抗うつ薬だし、コンサータはナルコレプシーの薬だし、インチュニブは高血圧治療薬。全部違う薬なんですよ。一貫性がない。つまり後づけなんですよね、「やってみたら効きました」という話です。

宮岡　ただ抗認知症薬が認知症に対して持つ効果よりは、コンサータが子どものADHDに対して持つ効果のほうがあるような感じはしますよね。

内山　コンサータは効く人には効きます。

宮岡　抗認知症薬はあまり効かないもんな（笑）。その違いを理論的にどのように整合性を持たせればいいでしょうね。

内山　コンサータは一部の子どもには非常に早く効きます。ストラテラは少しずつ効いてくる印象ですね。

【用語の弊害②】

「発達障害」は認知症より大きな括りのカテゴリー 診断名ではないので対応プランが立てられない

宮岡　さて、ここでもう一度「発達障害」と一括りにすることの弊害という問題を考えてみたいと思います。臨床をしていて気づくことですが、ＡＳＤの人とＡＤＨＤの人とでは、話した感じもぜんぜん違うし、ＡＤＨＤはそれなりに効くという薬もあるけれども、ＡＳＤは本当に環境調整がメインで対応も異なる。ですから、ＡＳＤとＡＤＨＤを発達障害と一括りにするのは、基本的にやめたほうがいいのではないでしょうか。病因として生まれながらの要因を考えたり、社会的な支援の充実という意味ではいいかもしれないけれども、対応という点では違いますから。

「発達障害という言葉がかえって精神科医など医療や福祉関係者の対応を不適切にしているのではないか」とさえ思ってしまうのですが、その点について内山先生のお考えはいかがですか。

内山　発達障害にはさまざまな神経発達障害がありますが、診断名は「知的障害」「ＡＳＤ」「ＡＤＨＤ」などです。つまり発達障害は診断名ではないので、発達障害

✱「発達障害」と一括りにすることの弊害
↓35頁参照

といったから何か対応プランが立つわけではないです。それに一括りにするとそれぞれの本質が見えなくなると思うんですよね。

宮岡　あえていえばカテゴリーですものね。

内山　大きなカテゴリーです。

宮岡　ＡＳＤとＡＤＨＤの違いについては、3章、4章で切り分けて改めて議論したいと思いますが、もしも「発達障害と診断された、それ以上の診断は聞いても教えてくれなかった」という患者さんが来たら、「その医師はいい加減だよ」と伝えることができますね。

内山　テレビ番組でも「診断名は発達障害」といった伝えられ方を目にすることがあるけれど、それはおかしいです。「診断名は膠原病」とか「神経疾患」「変性疾患」って言っているのと同じレベルですね。

宮岡　発達障害者支援法[✻]や発達障害者支援センターといったものがあるからそういう言葉を使うんでしょうかね。でも少なくとも医療では使わないほうがいいように思いますし、もし「発達障害と診断されました」という患者さんが来たら、「それはまだ診断がついていないということですよ」くらいのことは言ってあげたほうがよいでしょうね。

内山　いろいろな定義がありますが、発達障害は基本的には大きな括りのカテゴ

✻ **発達障害者支援法**
→77頁参照

リーです。

宮岡　ある意味、認知症より広いカテゴリーですよね。

内山　認知症のほうが狭いですね。発達障害は概念が広すぎるから、少なくとも個人に対して使う言葉ではありません。「あの人は発達障害だ」という言い方はおかしいです。

でも実際にはそういうおかしな使われ方がされている。これは大きな誤解ですよね。海外ではあまりないと思うのです。「ASDです」「ADHDです」と言う人はいても、「発達障害です」とは言いません。

宮岡　言わないですよね。昔、minimal brain damage*などと言っていた頃は、発達障害と言っていたのですか。

内山　いや、言わなかったと思います。

宮岡　私もあまり聞かなかったような気がしますね。

内山　例えば行政用語でいうと、CDC*の発達障害は、知覚障害、聴覚障害、脳性麻痺などが全部入った感じのものです。「子どもの時に明らかになる医学的な障害で、長期にわたって支援が必要になる人たち」という定義ですね。そういうカテゴリーとしてはあるけれども、「自分は発達障害です」と言っても意味がないですね。イギリスでも聞いたことがありません。日本に特徴的なことだと思います。

* minimal brain damage（微細脳損傷）
知的な遅れや運動機能の障害などがないにもかかわらず、動き回ったり集中できない子どものこと。ADHDの昔の呼び名とも考えられる。

* CDC（Centers for Disease Control and Prevention）
アメリカ疾病予防管理センター

宮岡　発達障害者支援法が今年で10年とすれば、20年前ぐらいの教科書は何という形でまとめていたんですかね。

内山　発達障害という言葉は20年ぐらい前は、どちらかというと小児科の先生が主に、脳性麻痺と重度の精神知的障害に使っていましたね。

宮岡　そうですね。そちらの意味で使っていましたよね。

内山　そっちがメインの使い方でした。

宮岡　そうすると発達障害という言葉は日本独自である、まとめることで疾患ごとの適切な対応の妨げになる可能性がある、などと考えると、行政用語として使うのは現時点ではやむをえないとしても、医療では避けるべきだと考えていいのかもしれません。

ポイント

- 発達障害という言葉は日本独自
- ASDとADHDをまとめることで疾患ごとの適切な対応の妨げになる可能性がある
- 行政用語として発達障害という言葉を使用するのは現時点ではやむをえないが、医療では避けるべき

【発達の視点】

生活史にあやしい点がないか聞く
発達障害に見えたらその支援をすればいい

宮岡　精神科診断に発達の視点をどう盛り込むかということは先ほどもお話しいただいたのですが、極力早い段階で積極診断するべく、発達の視点をもって話を聞かなければいけないということですね。

内山　そう思います。大人の精神科医がルーティンにやるような聞き方でいいと思います。

宮岡　少なくとも生活史のなかにあやしいところがないかというのはルーティンに聞くといいですね。ただ、そうなると時間の問題が出てきます。精神科の初診でも15分程度という先生もいるようですから。

内山　15分ならまだいいほうかもしれません。

宮岡　初診はすごく大事なので、本当は40～50分かけたいところです。そうすると、2回目以降は5分で済むという人が意外といるのですよ。

ところで、積極診断というスタンスで診療に臨むと、どの人も発達障害に見えてくるという声も耳にすることがありますが、どうでしょうか。

内山　極端なことを言うと、別に見えていいんですよ。発達障害に見えてきたら発達障害の支援を考えて行えばいいだけの話ですから。特にASDは薬物療法がないので、まずはやってみて、うまくいかなかったら違うことを提案し、試してみる。試行錯誤にはなるけれど、大きな副作用の心配は少ないです。診断名を告げてしまうとまたちょっと話が違ってきますが、医療者側がそういう視点で「こういうふうにしてみたら」と、助言のための一つの根拠としてもいいと思います。

宮岡　0～10のどの段階で線を引くかという問題はあると思うのですが、今内山先生がおっしゃったような視点で診た時に、発達障害と診断したくなるような病歴や生活歴が出てくる人は、それほど多くないという印象なんですよね。

内山　大人の場合はそうかもしれません。

宮岡　一応外来でそのあたりを意識しながら生活史を聞いて、学校の出席状況も聞くけれども、そんなに引っかかってこないんですね。

うつ病で外来に来る人で、妙にややこしくなっていても、典型的なうつ病はある時まで元気だったはずなんですよね。ある時点からうつ病になっているので、その病歴をしっかりと聞くと、「こんなにきちんと仕事をしているASDはないよ」ということになるんですよ。

　ただ、なんとなく抑うつ状態がいつ起こったのかはっきりしない人で、子どもの頃から学校にもあまり行っていなかったということになると、パーソナリティの問題なのかＡＳＤやＡＤＨＤの問題なのかということは考えます。発達障害が疑われるとして紹介された患者さんでは、前医の過剰診断がけっこう多いような感じで私は見ていますけどね。

内山　先生が過剰診断と判断された場合はどうされているのですか。発達障害で紹介されてきたけど実は違うという時は、「違う」と伝えますか。

宮岡　発達障害の傾向というのは人によっていろいろなレベルがあるので、例えば「前の先生が強調されたほどは発達障害というものを考えなくてもいい。むしろお母さんとお父さんや家族とあなたの関係を、より考えていったほうがいいかもしれないですね」といった言い方で導入します。

　ただ、広汎性発達障害という診断書まで役所に提出している人で、「前の先生の診断はおかしいから」とやって来た人がいます。その人は今、全部の検査をやり直しています。

内山　障害者手帳は更新しなければいいだけですものね。

宮岡　それはそうなのですが、本人はもらえているものを失うことになるから、嫌がる人が多いですよね。私も、前医でＡＳＤと診断されて紹介された患者さんで「どう考えてもＡＳＤではない。しかし患者さんはＡＳＤの診断書を希望している」という場合は、「先生によっていろいろな診かたがあって、診断をつけることと治療というのはセットでやるようなものだから、元の先生に引き続き診てもらったほうがいい」と提案することもあります。

内山　それはいいですね。

宮岡　そうせざるを得ない人もいるんですよ。ただ「鹿児島から転勤してきました」なんてことになると、そうもいかないけれど。

内山　それは帰せないな（笑）。

【神経症とDSM】

評価者間一致度を高めるために犠牲にしているもの

宮岡　発達障害と直接関係しないかもしれないんですが、神経症について少し触れさせてください。

神経症というのは概念がすごく曖昧なところがあってよくなかったのですが、簡単に説明すると、パーソナリティの脆さに環境的な負荷がかかることによって、不安やパニックといった症状が出てくることを総合して神経症と呼んでいて、その中に不安神経症や強迫神経症といったいろいろなものがあったわけです。この神経症という概念が今の若い先生方にはないんですよね。われわれのような古い精神科医は、パーソナリティの脆さに環境の負担がかかったらその状態が起こるのか、了解可能性はあるかという神経症で考える頭がありましたけれど、今の若い先生は神経症という一括した概念はなくて、不安障害なのか強迫性障害なのかという個々の疾患で考える傾向にある気がします。かつてあった神経症という思考枠がなくなったので、パーソナリティ障害もあまり考えず、発達障害へ行きやすくなっている、発達障害のほうに親和性が強くなっているように思います。

内山　なるほど。そうかもしれない。

宮岡　ＤＳＭ-Ⅲで神経症概念が消えたことにいい面と悪い面があるのは、常に意識しておくべきでしょうね。力動精神医学を中心に規定されていた神経症は診断の評価者間一致度が悪く、研究には使いにくかったようです。一方、不安神経症が不安障害になったように、神経症概念が消えてからは、不安の成因やパーソナリティは考慮せず、できるだけ症状だけから診断するようになったんですね。

　利点と欠点を考えながら使い分ける必要があるというのが、私の考えですが。

内山　確かにそうですね。

宮岡　そこでパーソナリティを考えることを極端に嫌ったがゆえに、その発想があまりなくなって、結果的にパニック障害は薬で治す病気になってしまった。

内山　パニックはそうですね。実は発達障害も同じで、現象で診断するようになってしまったんですよ。そもそも現象で診断しようというＤＳＭ-Ⅲ以降の考え方と、発達障害は基本的に合わないんですね。だからウィング先生たちはずっとＤＳＭ批判をしていたわけです。

宮岡　ＤＳＭというもの自体が精神分析というか、力動的な考え方への反論として出てきましたよね。そういう意味で評価すべき点はあるんだけれど、本当にいい部分まで取ってしまった感がありますね。

私は、ＤＳＭが一番大事にしているのは評価者間一致度だと思う。誰が診ても同じ診断がつくこと。でも、評価者間一致度を最重視するにはどうすればよいかというと、診断レベルの低いところに合わせるのが一番便利なんです。妥当性は軽視されているように思います。

内山　例えば妄想があるから統合失調症と診断したら、評価者間一致度は上がりますよね。

宮岡　ＤＳＭが出る前は、アメリカと日本の統合失調症は違うみたいな話もあったわけで、それはよくないからということでＤＳＭができた。だから前回の対談でも散々言いましたが、ＤＳＭは必要悪だと思うんですよ。

内山　おっしゃっていましたね。

宮岡　「必要悪ということを頭において二枚舌になろう」。それは必ず言っています。

内山　臨床的にはそうだと思います。先ほどＡＳＤやＡＤＨＤの診断に評価者間一致度を求めすぎないほうがいいと言いましたが、これは研究をする時には一致度が大事かもしれないけれど、臨床の場ではそんなにそこを重視する必要があるのかな、という思いがあるからなんです。臨床というのは基本的には対個人なわけで、同じ症状を持っていても、「診断をつける必要はないな」という人がいた時に、本当に診断して他と一致させるのがいいのかということですよね。家族背景も違うし、収入

前書１３０、１３９頁など

も違う、職業スキルも違う。それらを総合的に判断して、「この人にはあえて診断しないほうがいい」というような判断をするのが臨床であり、そういう視点をまったく入れないのは臨床的ではないように思います。

宮岡　評価者間一致度を高めるために、犠牲にしているものもあるわけですよね。

内山　何かを得るためには何かを犠牲にしなくてはいけないので、そういうバーター的なものですよね。ただ、宮岡先生の教室はいいけれど、ＤＳＭを信奉している医局もあるんでしょう。

宮岡　いっぱいあります。

内山　そういう教えを受けている人が増えてくるとこの先ちょっと心配ですよね。

宮岡　「そんな面倒な診断は避けて、ＤＳＭだけで行こう」としている精神科医が増えたら、その問題は大きいですね。

第3章 ADHDの話

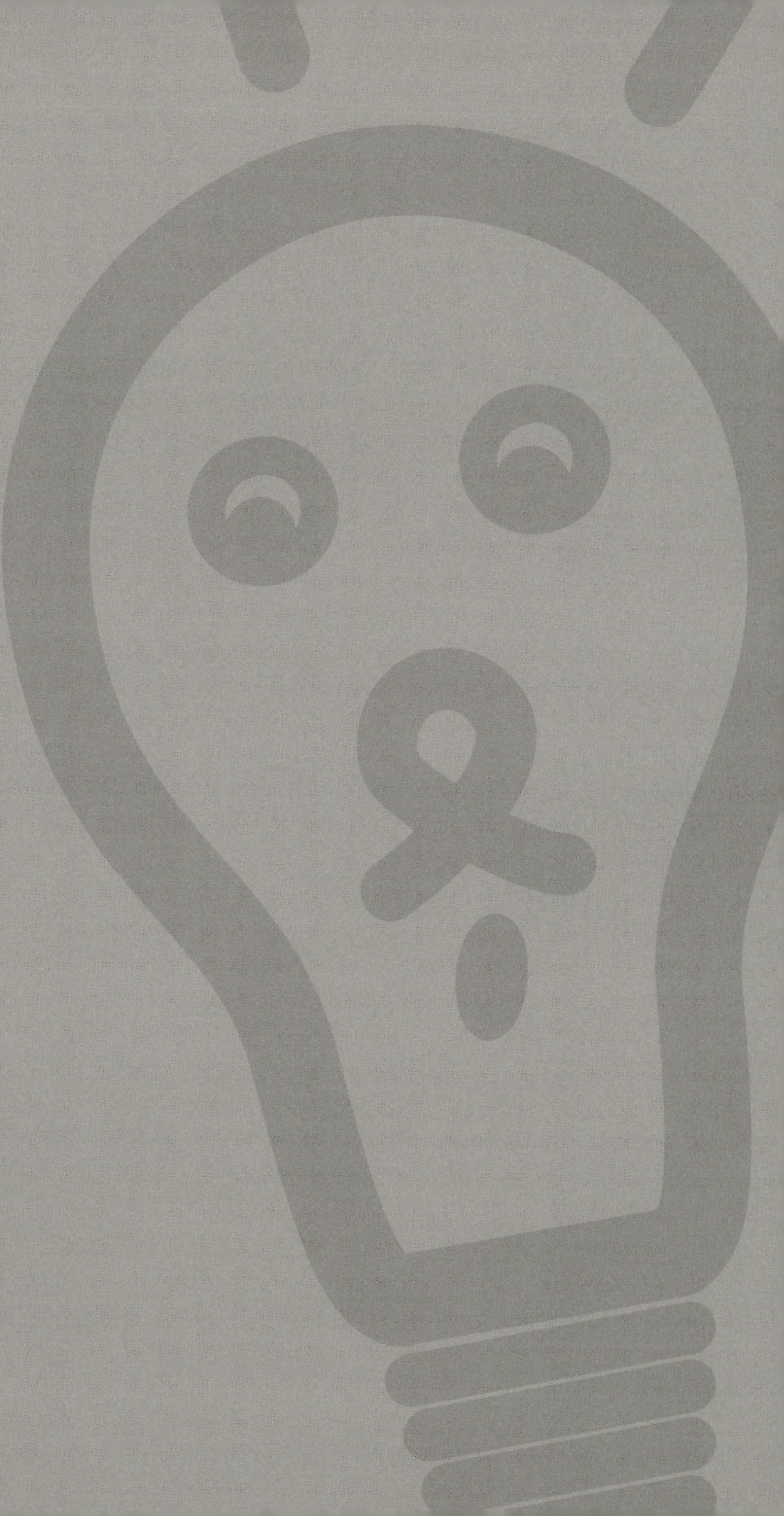

【診断①】

大人になって初めて発症するＡＤＨＤはあり得るか？

宮岡　さて、ここからはＡＤＨＤ、ＡＳＤの両方について診断や治療のことを教えていただきながら議論したいと思います。先ほども触れた通り、この二つを「発達障害」と一括りにすることで議論が混乱するところもあるように思いますので、まずはＡＤＨＤからお話を伺っていきたいと思います。

一般的に、ＡＤＨＤの診断基準は子どもを中心にできていて、最近はそれを大人にどう適用するかという議論が出てきています。そのあたりの動向について少しお話しいただけますか。

内山　ＤＳＭ-5になって、大人のＡＤＨＤの診断はかなり緩和されました。もともとＤＳＭ-Ⅳでは「不注意」と「多動性・衝動性」の各9項目のうち6項目以上が少なくとも6か月持続、という基準だったのが、ＤＳＭ-5では成人（17歳以上）に関しては5項目以上でよいということになり、発症年齢も7歳以前から12歳以前へと引き上げられました。そういう意味では、大人のＡＤＨＤの診断はつけやすくなったと思います。

ただ、それによって双極Ⅱ型障害や薬物依存症の合併が多いといわれているアメリカでは、ちょっと行動が衝動的だったり、不注意の傾向の強い大人に、わりと簡単にADHDという診断をつけてしまうという影響も出ているようです。

成人期になって初めて出現するADHDもあるという議論まで出てきていますが、大人になってから突然発症するADHDを認めると、発達障害という概念そのものが崩壊してしまいます。発達障害の概念の基本の一つは発達期に症状や特性が明らかになる、つまり基本的には先天性の障害なわけです。成人期になって症状が初めて明らかになるなら、それを発達障害と呼んでよいのかという問題があります。

DSM-5になってADHDは神経発達症群の中に入ったのですが、DSM-Ⅳまでは行動障害だったのです。DSM-ⅣではADHDは「注意欠陥および破壊的行動障害」というカテゴリーで、挑戦反抗性障害や行為障害と同じ括りでした。つまり発達障害ではなく行動障害の範疇と考えられていました。そのあたりでADHDの概念は混乱しているように思います。

また、国による違いもあります。同じDSM-5を適用してもアメリカとイギリスではぜんぜん違います。調査によるばらつきはありますが、イギリスではADHDは1％以下なのに、アメリカは5～10％と圧倒的に多いのです。僕の印象では、アメリカではADHDと言う傾向が強くてASDをあまり言わない。逆にイギリスは

ポイント
- 発達障害は発達期に症状や特性が明らかになる先天性の障害
- 成人期になって初めて症状や特性が明らかになった場合も発達障害と呼んでよいのか？

ＡＳＤの範囲が広くてＡＤＨＤが狭い。それは文化による違いだと思います。ここでいう文化とは、一般的な意味の文化と、専門家の社会の文化の二つです。

日本で臨床をしていると、ＡＳＤでもＡＤＨＤでも初期徴候として子どもの「多動」を訴える母親がいます。反面、イギリスでは多動を訴える母親はあまりいなかったのですが、ローナ・ウィングセンターの裏庭で走り回っている幼児は何人も見ました。イギリスでは母親も専門家も「多動」は子どもの特性だと許容する傾向があるように思います。少なくとも日本よりイギリスのほうが多動にはよい意味で鈍感なのかもしれません。

アメリカでなぜＡＤＨＤがあんなに多いのかはわかりません。イギリスのほうが外的な現象より、内的な症状、つまり対人関心の在り方とかイマジネーションの在り方をしつこく評価する、アメリカのほうが行動を評価するという傾向があるかもしれませんね。

宮岡　確かに年齢も広がり、大人でもより簡単に診断できるようになっていますね。中には「使える薬が出て、それをたくさん売るために診断が広がった」などという意見もあるようですが、われわれが診断の範囲が広がったように感じる背景にあるのはどんなことなのでしょうか。

内山　雑誌✽『精神医学』にも書いたのですが、なぜ診断される人が増えたかの理由

✋ **ポイント**

- イギリスではＡＤＨＤは1％以下だが、アメリカは5〜10％と多い。文化（一般的な文化、専門家の社会の文化）による違いが大きい
- イギリスでは親も専門家も「多動」は子どもの特性と許容する傾向がある

✽ **雑誌『精神医学』**
→文献（302頁）参照

は誰も明確にはわかっていないようなんです。ＡＳＤの診断もそうですが、こういう理由で広がったということにははっきりとしたデータはなくて、後づけのような話だと思います。

ＡＳＤの場合は、診断基準はコミュニケーションやイマジネーション、社会性の問題なので、内的な基準です。逆にＡＤＨＤの場合は、不注意・多動性・衝動性という非常に外的な基準で、行動特性そのままなんです。そもそもそれを一緒に議論してしまうと、どうしてもわかりにくくなってくるわけですが、ＡＤＨＤについてはそういう外的な基準だけで診断できて、なおかつ成人期になってからでもいいということになると、概念が限りなく広がって、衝動性のあるボーダー*の人たちもみんな、ＡＤＨＤになってしまいかねない。それは問題だろうと思います。

宮岡　環境がより診断基準の症状に影響しますよね。俗に、暮らしにくい世の中になったからとか、環境が厳しくなったからＡＤＨＤと診断される人が増えた、といった言い方もされますね。そういう面もあるとお考えですか。

内山　どうでしょうね。ＡＤＨＤにしろＡＳＤにしろ、その意見には僕はわりと懐疑的です。

宮岡　そもそも診断というのは、環境要因よりも症状そのものを捉えないといけないはずですからね。

ポイント
- ＡＳＤの診断基準はコミュニケーション・イマジネーション・社会性の障害。内的な基準
- ＡＤＨＤの診断基準は多動性・衝動性・不注意。外的な基準で行動特性そのまま

*ボーダー（borderline personality disorder：BPD）
境界性パーソナリティ障害

内山　その通りだと思います。文化によって「アスペルガー的な時代」だとか、「ADHD時代」とか言う先生もいるけれど、時代や環境によって説明されるものではないんじゃないかな、と僕は思っています。

【診断②】

多動性は弱まっていくが不注意は連続しているはず

宮岡　ＤＳＭなどの診断基準を大人に適用する場合、仮に子どもの頃にＡＤＨＤと診断されていない人が外来に来たとして、具体的にどのような点を診ればよいでしょうか。

内山　子どもの時に診断されていないことと症状がなかったことは必ずしもイコールではないので、そういう症状があったかどうかということをまず確認します。

宮岡　子どもの頃のことをよく聞くことは大事ですよね。

内山　そうです。聞くということがまず第一で、よく聞いてみても不注意も多動性も衝動性もまったくないのであれば、ＡＤＨＤではない他の診断を考えるべきだと思います。

宮岡　現在どんなに不注意で多動で衝動的であっても、子どもの頃にそれがなければＡＤＨＤと診断をつけるべきではないですね。

内山　それこそ早期の認知症かもしれないし、薬物によるものかもしれません。

宮岡　不注意・多動性・衝動性というのは、パーソナリティ障害でもよく出るものなので、発達歴を聞かない先生ほど誤診が多くなるように思います。ほかの病気で説明できてしまうということが多く起こりうるという面がありますね。

内山　その通りです。

宮岡　例えば親がもう認知症になっているとか、本人が過去のことをあまり覚えていないという場合、判断のコツみたいなものは何かありますか。

内山　ＡＤＨＤと診断できるような人だったら、本人がまったく昔のことを記憶していないということはないと僕は思うのです。必ず子どもの頃から何らかの苦労をしているはずです。本人が「そういうものはなかった」と否定するのなら、なかったと素直に考えていいんじゃないでしょうか。

宮岡　何歳ぐらいのことを聞いたら一番出やすいということはありますか。

内山　ＡＤＨＤは小学生になって症状がはっきりすることが多いですから、小学校・中学校が一番いいんじゃないですかね。

宮岡　そうですよね。あまり小さい頃ではなく、小学校・中学校ですよね。

内山　そうです。親御さんは幼児期の多動について話すことが多いんですけれど、幼児期の多動はむしろ、ほとんどがＡＳＤなんです。幼児期に多動がすごく目立つ人はＡＳＤの可能性が高いです。不注意で忘れ物が多いとか、提出物を出さないと

ポイント
- 幼児期の多動はＡＤＨＤではなく、ＡＳＤの可能性が高い

いったことが問題になるのは小学校ですね。

宮岡　もう一つ、現在、多動性・衝動性と思しき症状がある方が、例えば「就職してからそうなりました」などと言うことがあります。でもこれはたぶん違うはずなので、小学校や中学校の頃から多かれ少なかれ何らかの連続性をもってそういうものがあったのではないかという視点で話を聞いていくことも大事かなと思うのですが。

内山　まったくその通りです。多動性はだんだん弱まってきますけど、不注意は少なくとも連続しているはずです。小学生の時は、例えば親がケアして目立たないということはあると思いますけれど、多少軽くはなってきても、大人になっても基本的には連続している。それがメインです。大人になって急に不注意がひどくなったとか、あるいは逆に急によくなったとかいうことはありえないと思います。

宮岡　先ほども話しましたが、最近はASRS✽などインターネットにある質問票を見て「何点以上だから診てください」と外来受診する人もいますし、医師が「何点以上だからADHDだね」と言ったりするケースもあるようです。医師がそれを参考にしてよいものでしょうか。ああいう質問票をやると、誰でもADHDになりそうなんだけれど。

内山　不安障害でもボーダーでも統合失調症でも、ADHDと判断されるかもしれ

ポイント
▼ADHDの三要素
・不注意
・多動性
・衝動性
▼症状の変遷
・大人になると多動性や衝動性は治まってくるが、不注意だけは比較的残る

✽ASRS
→23頁参照

ないですね。双極性障害も当然ＡＤＨＤになりえます。

宮岡　もうああいう質問票のとりあげ方は「やめろ」って言ってもいいですかね。「質問票のようなものを安易にインターネットに載せるんじゃない！」と言いたいです。

内山　利用価値があるとしたら、症状のチェックにはなるという点でしょうか。これまでの経過を追うにはいいかもしれないです。ただ「診断的な価値はない」とはっきり言ったほうがいいですね。少なくともあれで自己診断はしないほうがいいです。

宮岡　実は他の病気の症状なのに、ＡＤＨＤの症状と考えて、より早急な治療が必要な病気を見落とす可能性もありますよね。

内山　もっと重たい病気を見逃しかねませんよね。

【問診と鑑別】

なくしものや宿題忘れが多かったか きちんと話を聞けば鑑別はあまり迷わない

宮岡　症状や問診のポイントは前回も教えていただきましたが、もう一度整理しておきましょうか。もう少し主訴に関係する形というか、例えば忘れ物が多いとか、落ち着かないということが多いのですが、この場合も普通に精神現在症を聞いたうえで、ほかにはどんなことを聞いておくのがよいでしょうか。

内山　子どもの頃のなくしものや提出物の出し忘れ、宿題忘れ、あとは途中で投げ出すとかですかね。

宮岡　そういうことがなかったか、ということですね。

内山　そうですね。あとは衝動的だったかどうか。質問が終わる前に答えてしまって先生によく怒られたとか、列に並んで待つのがとてもつらかったりとか。それから低学年のうちは多動ですよね。幼稚園や小学校で落ち着いてじっと座っていられたかどうか。

宮岡　大人の今の症状で、いわゆる現在症以外にはどんなことを聞くのがよいでしょうか。

内山　大人の場合は「気が散りやすいですか」とか。よそごとを考える人もわりと多いです。小さな解離みたいな感じですが、そういうのがありませんかとか。あとは子どもと同じでなくしもの。それからプランニング、実行機能ですね。最後までやり遂げるかどうかなど。

宮岡　大人においてはＡＤＨＤのほうがわかりやすいですかね。

内山　ＡＤＨＤ症状は、大人はすごく自覚しやすいですよね。周りからも非難されるし、実際に困りますものね。

宮岡　主訴にもよりつながりやすいですよね。

内山　その通りです。

宮岡　鑑別診断についても少し触れたいと思います。ＡＤＨＤとの鑑別を考えないといけない病気がどのぐらいあるかということですが、私は正直言って、きちんと診察したら、あまり鑑別は迷わないと思っているんですね。例えば双極性障害や統合失調症など、ＡＤＨＤとの鑑別で迷うものはありますか。

内山　先ほども言ったように、小さい頃からの連続性を考えるという意味だと、迷う余地はそんなにないですよね。例えば双極性障害が7歳とか8歳からあるという可能性を考えれば、多少早期発症の双極性障害と思うかもしれないけれど。

ポイント
- 幼少期からの連続性を考えると鑑別はあまり迷わない
- 問題になるのは鑑別ではなく、二つの障害の重複や合併

宮岡　それもよく話を聞いたら抑うつの要素はあるはずだし、病相の長さも重要ですね。

内山　しっかり問診すれば、いわゆる鑑別が問題になることはほとんどないと思います。むしろ問題になるのは二つの障害の重複、合併のほうではないでしょうか。

宮岡　そうですね。ほかに鑑別が問題になるとしたら、神経症やパーソナリティ障害がわりあい早い時期に起こったらありうるのかな。ただ神経症の主な症状が出るのは思春期以降ですよね。

内山　基本的にはそうですし、神経症の場合はもう少し変動がありますよね。

宮岡　ああ、そうですね。

内山　神経症や不安障害では症状がずっと続いているわけではなくて、治療しなくても自然に軽快したり悪くなったりするので、ＡＤＨＤに比べてもう少し波があると思うのです。

宮岡　統合失調症や双極性障害とはあまり鑑別に迷うことはないですが、神経症の不安状態みたいなものに関係があるのかなと思う時はたまにあります。その場合、たいていは生活歴を聞いていくと、子どもの頃の発達史や親との関係で何か問題が出てくることが多いですね。特に幼少期の親との離死別体験などは聞くようにしています。

内山　そうですね。確かに発達障害の傾向がまったくなくても、愛着障害などがあれば不安障害になったりすることはあると思います。

宮岡　ＰＴＳＤ＊についてはどうですか。

内山　ＰＴＳＤはＡＤＨＤよりもむしろＡＳＤと関連が深いと思います。ＰＴＳＤを合併しているＡＳＤの方はすごく多いと思います。ただ、ＡＤＨＤでも不注意・多動があるとだいたい怒られますから、親が虐待に至ることは十分考えられます。虐待によるＰＴＳＤはありえるとは思います。

＊ PTSD
(post-traumatic stress disorder)
心的外傷後ストレス障害

【ＡＳＤとの関係】

ＡＳＤの約半分はＡＤＨＤとの合併？
緊急性がなければ診察を複数回に分けて話を聞いてもよい

宮岡　子どもの場合、診察室に入ってきた時の第一印象で診断がつきやすいのは、ＡＤＨＤとＡＳＤのどちらですか。

内山　第一印象で診断がつくのはＡＳＤですね。明らかに表情が違います。

宮岡　目を合わせなかったり、何か特徴がありますよね。

内山　ノンバーバルのコミュニケーションがすごく下手だから、表情が硬かったり、無表情だったりします。

宮岡　大人だと、むしろＡＤＨＤのほうがわかりやすいんじゃないかと思いますが。

内山　そうなんです。大人の場合はＡＤＨＤがわかりやすすぎて、その陰にＡＳＤが隠れちゃうんですね。

宮岡　見えなくなるんですね。

内山　だから安易に薬を出してしまいがちなんです。

宮岡　大人での合併率はあまりデータがないのだけれど、ＡＳＤとＡＤＨＤの合併

ポイント
- 診察室に入ってきた第一印象で診断がつきやすいのは子どもの場合はＡＳＤ。明らかに表情が違う
- 大人の場合はＡＤＨＤがわかりやすいため、ＡＳＤが見えなくなることがある

はかなりありそうですか。

内山　5割ぐらいは合併していると思いますよ。

宮岡　半分もですか。

内山　僕のクリニックで調査中ですが、ASDの半分はADHDを合併していると思います。

宮岡　そう言われると確かにそうですね。どちらかと診断されると、あまり合併についてはは検討していないかもしれないです。そうするとこれまでのお話から、ADHDの診断は現在症を聞いて、不注意や多動性、衝動性があったらそれがいつ頃からあるかということを聞いていく。それによって診断をするということですね。

内山　さらにASDがあるかないかですね。学習障害[*]も合併しやすいので、当然そこまで除外診断しなくてはいけないです。

宮岡　40分じゃ終わらなくなりますね。

内山　1回の診察で終わらなくてもいいと思うんです。

宮岡　緊急性がなければ、数回に分けてもいいんですね。

内山　発達障害の場合は緊急性があることはほとんどないですからね。

宮岡　ないですよね。自殺未遂などはおそらく別の診断や合併する疾患のほうが多いですからね。

[*] **学習障害（LD）の定義と原因**

〔調査研究協力者会議（1999年7月2日）〕

- 定義＝学習障害、およびこれに類似する学習上の困難を有する
- 原因＝中枢神経系になんらかの機能障害があると推定されるが、視覚障害、聴覚障害、知的障害、情緒障害などの障害や、環境的な要因が直接の原因となるものではない

内山　そう。だから時間をかけていいと思うんです。統合失調症の急性発症みたいな緊急性はないですから。

宮岡　でもどうしましょう。今、大人の外来では40～50分を2回かけられる診療というのは、診療報酬上かなり厳しいと思うのです。

内山　2回目からは10分ですよね。

宮岡　この問題は根本的に考えないといけないですね。児童の診察は時間がかかる、すなわち病院経営において、診療報酬上成立しにくいというのは、児童の精神医療が発展しない一因になっています。それもわかるし、一方で児童精神科医は、児童の精神医療は時間がかかるということを当然のことのように主張するだけでなく、どうやったら短時間で効率的に診療できるかをもっと提案してほしい。「診療報酬をあげる」という医師側の要求と、「短時間で効率的に適切に診断や治療を行う」児童精神科医の努力の両面がないと、児童精神医学に基づく医療は発展しないでしょう。

内山　お金にならないですよね。質問紙を活用するとか、ケースワーカーや心理職に協力してもらうしかないです。

宮岡　そうですね。あらかじめ聞くべきことを、ケースワーカーや心理職に聞いてもらったほうがいいですね。それは大事なことかもしれない。

内山　日本の現状ではそれしかないです。医師が1～2時間というのは、普通はありえないですから。

宮岡　そういうところでのコメディカルとの連携はすごく大事ですね。現状は、心理職が必ずしも必要のない心理テストをやり過ぎているような印象を私は持っていますから、それよりずっといいですね。

内山　そうです。ルーティンに心理テストをやる傾向にありますが、ロールシャッハをやると不安になる人がいます。投影法もあまり役に立たないですから（笑）。

宮岡　役に立たないですよね（笑）。でも何度も言うようですが、心理テストの結果をみて、「ASDだと思います」と紹介してくる精神科医がいるという悲しい現実があります。

内山　それが問題ですよね。

宮岡　学会でも心理テストの発表は多いですよね。

内山　多いです。心理テストはデータになりますからね。

宮岡　WAISでバラつきがあるとか、PFスタディでどうだったとか。

内山　PFは参考にはなるけれど、診断にはならないですよね。

宮岡　それをもとに聞いていけば診断の参考にはなる、というレベルですよね。

内山　そうそう。話題のネタにはなるけれど。

✽ロールシャッハテスト（Rorschach Test）
インクの染みでできた10枚の左右対称の図形が何に見えるかを問う性格検査。

✽WAIS
→68頁参照

✽PFスタディ（Picture Frustration Study）
絵画欲求不満テスト。日常で経験する24の欲求不満場面を絵で示し、その反応をもとにパーソナリティの独自性を把握する検査。

【ASDとの合併】

大人で初めて診断される場合も合併の視点を持つべき 自己評価が低く抑うつになりやすい傾向も

宮岡　今お話に出たADHDとASDの合併についてもう少し触れたいのですが、まず子どもの場合は明らかに合併しているというケースはありますよね。

内山　あります。子どもで合併と考えるのは以下のような特徴がある場合です。ASDの特性が幼児期からある、例えば幼児期には対人関心が乏しい、視線が合わない、感覚過敏がある、ごっこ遊びをしないといった特徴です。かなり多くの子どもが多動です。一部の子どもは多動が収まってきます。でも、小学校に入っても多動が続き、さらに忘れ物や物をなくすなどの不注意症状が目立ってくる。対人関係の苦手さや感覚過敏が続く、こういった子どもたちはADHDとASDが合併していると思われます。

宮岡　では大人の場合はいかがでしょう。ADHDとASDの合併というものがわかるものですか。

内山　やっぱり明らかにありますよ。

ポイント
▼ADHDとASDを合併している子どもの特徴
•ASD特性が幼児期からある
•小学生になっても多動が続き、不注意症状が目立ってくる
•対人関係が苦手で、感覚過敏が続く

宮岡　子どもの頃の話を聞かないとわからないものですか。
内山　ああ，そういう意味ですね。
宮岡　合併している子どもが成長して大人になったらそれはやっぱり合併だと思うんですけれど，大人になって診断される場合も合併という視点がかなり必要かなと思うのですが。
内山　必要だと思います。ＡＳＤでも，不注意がまったくない人と不注意が目立ちＡＤＨＤの合併がある人ではずいぶん違いますね。例えば整理整頓がちゃんとできるＡＳＤと，できないＡＳＤでは支援の在り方がずいぶん違ってくると思うし，おそらく予後も違うと思います。几帳面で合併していないほうが，会社での適応はいいかもしれないですね。また，長期予後ということを考えてもＡＤＨＤを合併している人は自己評価が低い傾向が強くて，抑うつ的になりやすいかもしれません。
宮岡　診断のために現在の症状はよく聞くけれども，同時に発達史もちゃんと聞いていかないといけないということですね。
内山　そうです。
宮岡　例えばＡＤＨＤとＡＳＤの合併と診断をつけたい場合は，子どもの頃のどういうことを聞けば一番よいのですか。両方の症状を聞くべきでしょうか。
内山　そうですね。むしろ学校時代のほうが聞きやすいですよね。ここでもやはり忘れ物とか、宿題とか。それは目立ちますからね。小学校や中学校の時のことについて「忘れ物は多かった？」「提出分はちゃんと出せた？」「なくしものはどうだった？」と聞くわけです。

宮岡　それはＡＤＨＤの症状ですね。ＡＳＤのほうはどうでしょう。

内山　対人交流とかこだわりを聞けばいいですね。

大人が子どもと少し違うのは、ＡＤＨＤ症状を見た目はなんとか克服している人が時々いるという点です。自分でチェックリストを作って忘れないようにしているとか、一生懸命努力してカバーしている。

宮岡　今、そうした管理ツール✿も紹介されていますよね。

内山　でもＡＳＤでは、その努力をすごくして抑えている人と、別に努力しなくてもできている人がいるので、そこはちょっと違います。ただ今話したようにＡＤＨＤを合併しているほうが自己肯定感の低い人が多いかもしれないですね。「自信がない」という人が多いです。

宮岡　大人を診ている臨床家も、やはり合併があるという視点で診ないといけないですね。

内山　そのほうがいいと思います。そうすることで、視点が違ってくると思います。

✿ **管理ツール**
→文献（302頁）参照

【その他の疾患の合併】

薬物やアルコールなどの依存症は多い 不安障害には生活のアドバイスを

宮岡　ＡＳＤのほかにＡＤＨＤの合併症というとどんな疾患に注意すべきですか。

内山　薬物依存症やアルコール依存症はけっこう多いですよね。

宮岡　覚せい剤をやっている人のなかに「ＡＤＨＤの自己治療だ」なんて言う人がけっこういますよね。

内山　いますね。

宮岡　ＡＤＨＤに覚せい剤が効くんですね。アンフェタミン✽がそうですね。

内山　ＡＤＨＤの治療薬にアンフェタミンが出たのは１９３７年です。だいぶ昔ですね。

宮岡　「覚せい剤をやっていた時は落ち着いていたのに」なんてことを言う人もいるので困ってしまいます。統合失調症の合併というのはどうですか。

内山　統合失調症との合併はほとんどないんじゃないですかね。僕は診ていないですね。

✽アンフェタミン（amphetamine, alphamethylphenethylamine）
ナルコレプシーやＡＤＨＤなどの治療に用いられている中枢刺激薬の一種。

宮岡　理論的には合併があってもおかしくないですよね。

内山　チャンスレベルかどうかということですよね。

宮岡　まず治療できるほうを治さないといけないというのは当然ですものね。

　あとＡＤＨＤであることを苦にして、非常に不安が強くなるとかいうのはありえますかね。

内山　文献的には反社会性パーソナリティ障害というのがあるのだけれど、これもどの範囲をパーソナリティととるかですかね。あとは自殺傾向や、軽躁エピソードですよね。これもどこまでとるかですよね。

宮岡　きちんと病歴を聞いたら、そんなに混乱は起こらないような気がしますよね。

内山　そう思います。例えばアルコール依存症は、アルコールを飲んでいる状態だから、ほかの精神障害の合併とちょっと意味が違う。そういう意味では、これもそんなに悩まなくてもいいのかもしれないですね。女性の場合、文献的には全般性不安障害と書いてあるけれど。

宮岡　明らかに合併と判断するのだったら、判断自体にあまり意味がないですよね。統合失調症だったらそっちをまず治療しなさいということですよね。

内山　そうですね。統合失調症の場合はですね。

宮岡　神経症、不安障害などの場合は生活上の対応をいろいろアドバイスする、ということですね。

内山　それとネット依存も、合併と言えば合併ですかね。

宮岡　インターネットやギャンブルなど、依存は全部合併しやすいということになるでしょうね。

【薬物療法】

やめる時期を考えない投薬はありえない効果をみながら「土日休薬」などの試みも

宮岡　大人になって初めてＡＤＨＤと診断される人はそんなに多くないかもしれないし、国によっても違いがあるというお話も先ほどありましたが、ＡＤＨＤの治療や支援について注意すべきことは何でしょうか。

内山　ＡＤＨＤに関しては薬が使えるわけですが、治療者も患者さんも薬を過信するというか、薬の効果を期待しすぎる点があります。その結果、特に患者さんはどこかの段階で失望することが多いです。失望に至って、そこで治療者との間にギャップが出てきたりする。

宮岡　薬が効かないことに失望して医師に不信感を抱く、ということでしょうか。

内山　そうですね。治療者は薬によって不注意症状が治まっていると思っていても、患者さんは症状は治まったけれど何か違和感を感じていることがある。その話を治療者に訴えても、治療者からは、「薬が効いているから飲んだほうがいいよ」と言われる。それで、「お医者さんがわかってくれない」と言って病院を転々とする、というケースも珍しくありません。

本質的に、薬がすごく効くので飲み続けたいという人は、大人の場合はそんなにいないいんじゃないかと僕は思っています。もちろん、まったくいないとは言いませんけれど。「思考過程がちょっと変わる」と言って薬を嫌う患者さんもいます。「不注意にはけっこう効くんだけれど、自分の思考とちょっと違う。本来の思考と違う気がする」って。

宮岡　「思考が変わる」みたいな言い方をする人は確かにいますね。

内山　何かが変わるんでしょうね。「それ以外の表現はできない」と言うんだけれど。思考の過程が本来の自分とちょっと違ってくるらしいんです。

宮岡　治療薬はひょっとしたら効く可能性があるという意味では、トライアルとして使うことも否定はできないと思いますが、「使ってみる」という投与の仕方に対してはどう思われますか。

内山　患者さんは出版物やインターネットで薬の情報を得ているので、使ってみたいという希望で来る人は確かにいます。そういう人に、本当に不注意症状があれば「じゃあ、使ってみますか」と使うことはあります。

宮岡　かなり病気が疑われれば使ってもよいということですよね。ただ、使うと意外にプラセボ効果で妙に効いたという人も出てきて、やめにくくなる面はあるので、そのあたりは判断が難しいですよね。

内山　そうですね。ただ僕の経験だと、ほかの薬よりは比較的やめやすいように思います。例えば抗うつ薬は、やめたくないという人はけっこう多いですよね。コンサータのほうがよくも悪くも効果がはっきりしているので、本人から「不注意はあるけどやめます」と言ってくるケースも多い気がしますね。

宮岡　薬を「やめる」ことに消極的な医師は多いかもしれないですね。本当に効いているかどうかの判断を見極めずに、出し始めると漫然と使ってしまうことが多くて、やめる時期についての議論はあまりないでしょう。

内山　そうですね。それが理由でほかの病院から移ってくる人もいますね。「なかなかやめられない」「やめさせてくれない」といった不満を訴えます。

宮岡　製薬メーカーは「やめたらまた悪くなる」と維持療法を強調するので、下手をするとＡＤＨＤでも「一生飲み続けましょう」というようなことを言う医師が出てきかねないことを非常に危惧しています。

内山　それはあまり考えたことがなかったけれど、確かにその可能性はありますね。

宮岡　薬をやめる時期のアドバイスはぜんぜんされていないと思います。私は、「すべての薬はやめる時期を考えないで出すことはありえない」と言っています。どの薬も使い始めはいろいろと決めていますが、やめる時期の臨床試験はしていないですからね。

内山　そうですね。私は、患者さんが薬を飲み忘れた時に、それによって別にどうということもなかったら「やめてもいいんじゃないですか」と言いますけどね。

宮岡　そんなに変わらなければ「試しやめ」というのはもっとあっていいかもしれないですね。

内山　土日休薬というのはけっこう多いです。

宮岡　ああ、子どもはそうですね。

内山　最近は大人でもそうしています。土日は会社もありませんからね。「休みくらいは不注意でもいいよ」と言われれば、そうだろうなと思うので、同意します。薬の効き方は不安定になるかもしれないですけれど。ＡＤＨＤの専門誌にも休薬は効果があるという総説があります。✿

✿ 休薬は効果がある
↓文献（302頁）参照

【非薬物的なアプローチ】

まずは患者さんへの共感・理解が大切
メモ代わりにスマホのカメラ機能もオススメ

宮岡　薬は病気の可能性があれば使うということでしたが、それ以外の支援や非薬物療法的なアプローチについても触れたいと思います。

内山　非薬物対応はいろいろあると思いますが、まず大切なのは自己理解や家族理解ですかね。

　例えば、奥さんからのプレゼントをなくしてしまったご主人がいて、その結果奥さんからものすごく怒られた挙句、「もう愛情はないのね」と言われてしまった。そうした場合、奥さんに対して「ご主人のそういうところは子どもの頃から続いているもので、愛情がなくなったわけではないんです」と話をする。

　あるいは会社で大事な約束を忘れてしまって、仕事をないがしろにしていると思われてしまった時、「これは症状の一つであって決して手を抜いているわけではないんです」と、本人にも家族や会社の人にもそう説明しています。

　あくまでこれは認知の問題で、本人の責任がどこまであるのかは難しい問題ですが、少なくとも意図的にサボっているわけではないし、愛情の多寡の問題ではないということをわかってもらえるように努力します。

意図的なものではないのだから、「君が努力していないわけではない」「小さい時から大変だったでしょう」と声をかけると、たいていの人はわりとそこで納得というか、「理解された」と感じるようです。

そういう理解がまず第一で、次に生活指導など具体的な対応策です。

宮岡　最初のある種の共感みたいなものとして、「大変だったね」と声をかけるのは大事なことなんでしょうね。

内山　そうですね。発達障害を専門にやっている医師は、自分自身も不注意だったり発達障害的な傾向がありがちなので（笑）、共感しやすいと思いますよ。強迫的な治療者はあまり共感できないいんじゃないかと思いますけれど。

先ほど話したような組み合わせの夫婦や親子はうまくいかないことが多いんですよね。例えば親はしっかりしていて、子どもがＡＤＨＤの場合、親は子どものことをなかなか理解できない。夫婦間でも、片方はすごいきっちりしていて、もう片方がＡＤＨＤでいつも揉めているケースなんかだと、口には出しませんけど「離婚したほうがいいんじゃないかな」と思うこともあります（笑）。

宮岡　どちらの理解が悪いとかではなくて、理解の仕方に違いがあるような感じで

前書231頁
▼ＡＤＨＤへの生活指導
内省ができるし、自己認知にも問題がないので、自分で手立てができる。
・忘れないようにメモをとる、リマインダーを上手に使う、ダブルチェックをする
・忘れ物をしてもいいように、家と学校（職場）に同じものを用意しておく

すよね。

内山　離れたほうがたぶんお互いにハッピーだよねと。相手の不注意がどうしても許せない、どうしても気になってしまうという人はいますからね。どうしても相手の欠点が気になって許せないという場合には、「離婚も視野にいれて」と言うこともあります。親がどうしても子どもの不注意が許せないという場合は、子どもに早めの一人暮らしを勧めこともありますね。もちろん、相手から相談された場合ですが。

宮岡　例えば学校や会社でどのような配慮が可能でしょうか。

内山　子どもがＡＤＨＤの場合、学校には一応伝えますけど、学校の配慮はまだまだ十分とは言えないですね。例えばテストの点数はいいのに提出物を出さないと評価が低くなることがあります。一方で、テストの点数が悪くても提出物さえ出していれば単位をくれるという大学も少なからずある。ここは日本の特殊なところですよね。成績よりも出席率やレポートの提出などが評価を左右する場合がある。そういう意味では、まだ学校の理解はあまり進んでいないなと思うことはあります。

つまり、提出物を期限に忘れるということが認知的なハンディキャップとして認識されていないんです。単に努力不足とか態度が悪いという評価になる。もちろん、テストで一定の成績が取れなければ評価が下がるのは当然です。でもテストはできていて授業内容は理解している、そのために本人は自習などで努力している。それでも評価が下がってしまうのはどうかと思います。僕自身もテストはわりとできたのですが、提出物を出さないということで小学生の時に2をつけられたことがあります。あの恨みは忘れないです（笑）。

会社のほうはもっと難しいですね。会社は実際に不利益をこうむるので、どこまで合理的配慮を求めるか、本人を含めて悩ましいところではあります。

宮岡　会社での典型的なＡＤＨＤの人はあんまりいないのかな。忘れ物が多いとか書類に穴ぼっかりあけるとか。

内山　能力のある人は、穴をあけてもそれ以上に能力を発揮するので評価されますけどね。

宮岡　ＡＤＨＤの人がやりやすい職種はありますか。例えばＡＳＤだと一日中ずっとコンピュータを相手に仕事をするのがいいという人もいますが、ＡＤＨＤの人はこういうところに異動したら意外とやれるよというのはありますか.

内山　ＡＤＨＤでちゃんと仕事をしている人はけっこういると思います。社会性はあるし、相手の言うことなんかあんまり気にしないでバンバン押していく人もいるので、けっこう優秀なセールスマンもいるんじゃないですかね。

宮岡　軽いＡＤＨＤで治さなくていい人はいっぱいいるはずですものね。

内山　そうです。いろいろなことに好奇心があるから。アクティブだと評価されている人はわりといますよね。

宮岡　手帳とかメモなどADHDの方向けのグッズが売られていますが、ああいうものの効果はどうでしょうか。積極的に用いることを勧めたほうがよいでしょうか。

内山　もちろんケースバイケースですが、人によってはとても効果があることがあります。実行機能の弱いところを手帳やスマホのカレンダー、アプリのリマインダーなどを使うことで、かなり能率があがる人もいます。メモをとることが苦手な人にはスマホで写真を撮っておくことを勧めます。メモは書く時に同時処理能力、書字能力が必要になるし、メモをきちんと保存して必要な時に検索することはADHDの人にはけっこう難しい。大体、メモをとってても他のメモとごちゃごちゃになったり、なくしてしまいます。パソコンやスマホの画像処理能力や検索機能はかなり高いので、活用しない手はないですね。

第4章 自閉症スペクトラムの話

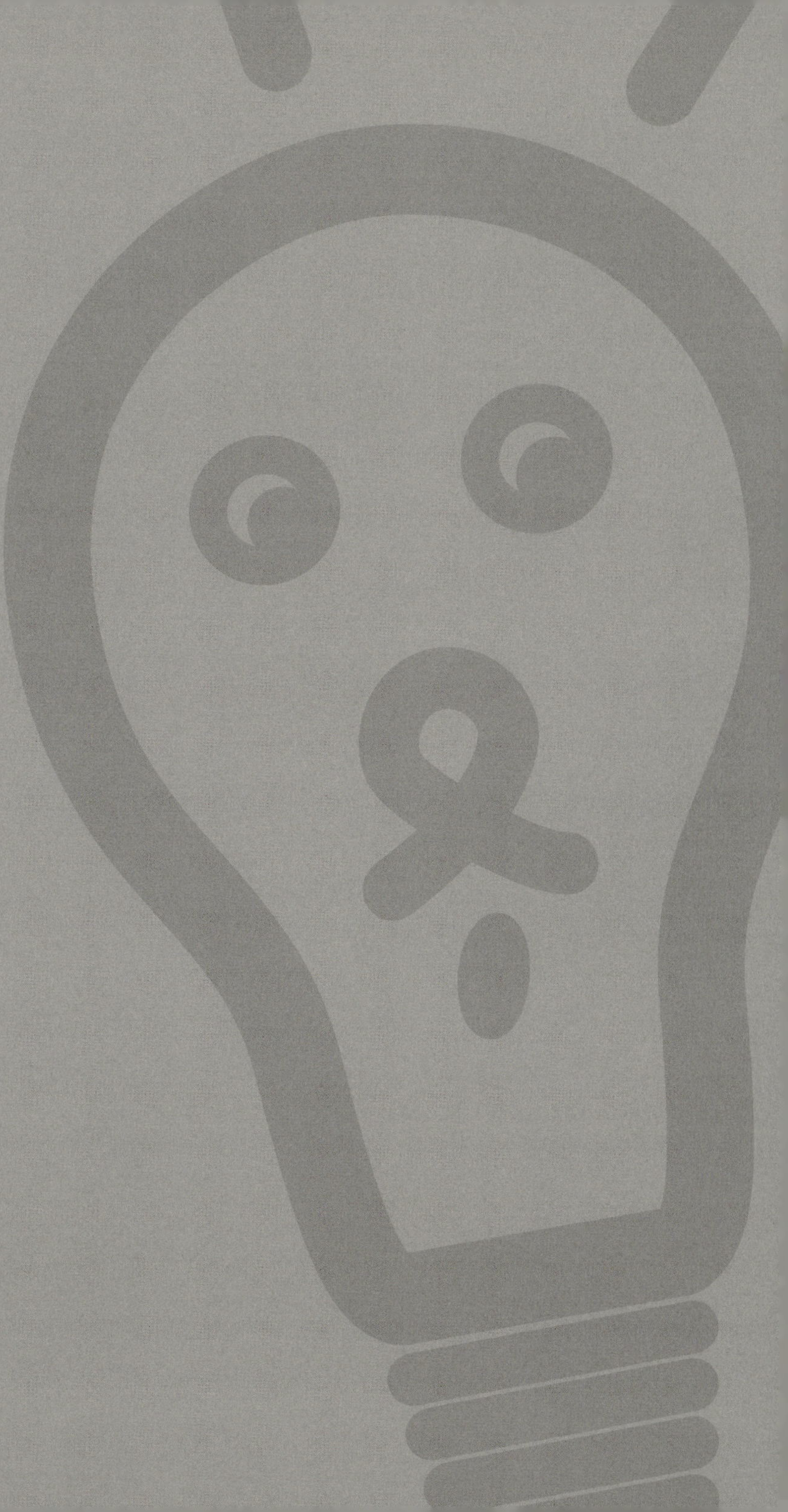

【症状①】

大人になっても残る感覚過敏　空腹や口渇、尿意がわからないケースも

宮岡　次にASDについてです。ASDもADHDも子どもの疾患として取り上げられてきましたから、基本的に子どもの診断がもとになって、さらに大人でどう考えるかという議論になるかと思います。まずは子どもの診断の最近の動向についてお話しいただければと思います。

内山　子どもの診断のキーワードは「早期診断」ですね。特に1歳とか2歳といった超早期での診断が最近では話題になっています。早期支援をしようという流れは昔からありますが、小児科の先生たちの間では、例えば運動障害を診たり、アイトラッカーやゲイズファインダーで診断しようと試みたり、そういう流れがありますね。

宮岡　アイトラッカーで診断できるものなのですか。

内山　ええ、注視点が人ではなく、人以外のものにいきやすいとかで可能性はあります。

✽アイトラッカー(eye tracker)
視線がどこを見ているのか(視線追跡＝アイトラッキング)を計測する装置の総称。

✽ゲイズファインダー(GazeFinder®)
被験者が静止画・動画のどこに視線を向けているかを赤外線ステレオカメラで読み取り、その軌跡をモニターに映し出して視線を可視化する。

宮岡　それは子どもだからこそ意味があるわけですね。大人は随意的に眼球の動きを調節できるから。

内山　まあそうなんですが、注視点の研究*は大人でもされています。映画を観ている時に、背景を見ているか、人物を見ているかという有名な研究もあります。それでアイトラッカーを用いて、ＡＳＤの早期診断で使おうという動きはだいぶ前からありますが、近年特に関心が高まっているようです。

宮岡　そうするとバイオロジカルなマーカーを見いだして、それで診断しようとする動きがかなり出てきているともいえるのでしょうか。

内山　うーん、部分的にはたくさん出てきていますけど、臨床的にどれくらい有用性があるかは未知数ですよね。

宮岡　偽陽性もたくさんあるわけですからね。

内山　偽陽性もあるはずですし、そもそもそれで診断がついたからといってどう支援するのかとか、親が納得するかというのは、また全然次元が違う話なので。

宮岡　子どもの場合、「こういう傾向があったらＡＳＤの可能性がある」という点で内山先生が一番強調しておきたいのはどんなことですか。例えば「目が合わない」などいろいろ言われますけど、そのあたりでしょうか。

内山　いや、目が合うＡＳＤの子どもはいっぱいいるので、今、ＡＳＤでは目が合

* **注視点の研究**
→文献（302頁）参照

うかどうかは以前ほど言われなくなりました。

宮岡　では今、一番はどんなことでしょう。

内山　早期サインとして重要なのは社会性の発達です。定型発達では1歳半頃までに基本的な対人交流能力は発達していきます。母親への関心はもちろん、他児への関心、要求の指さしだけでなく注意共有の指さし、自分の興味のある物を大人に見てもらいたくて持ってくる物見せ行動、大人が何かを見ると、その視線を追おうとする視線追従などの行動です。そういった対人交流能力の芽生えが遅れるのがＡＳＤの特徴です。

　私が注目しているのは感覚過敏ですかね。前回の対談でも触れましたが、これは意外に多いんです。しかも成人期まで持続します。

宮岡　子どもで多い感覚過敏はどんなものですか。

内山　一番わかりやすいのは音ですね。

宮岡　やっぱり音ですか。

内山　電車の音がうるさくて耳を塞ぐとか。それ以外でわかりやすいのは触覚や味覚ですかね。

宮岡　これらは大人になってもあまりよくならないものですか。

内山　はい、継続すると思います。

前書54～61頁

▼感覚過敏の例

- 満員電車に乗れない（接触する、臭いがする、音がうるさい、などの理由）
- 電車が近づいてくると耳をふさぐ
- ある特定の看板を見ると惹きつけられてじっくり見てしまう
- 母親の手作りおにぎりが食べられない（塩分が一定ではないから）
- 特定のカップ麺しか食べない

宮岡　では、大人で気をつけておきたい感覚過敏というとどんなものがありますか。私自身は服のタグをすべて取らないと着られない、シャワー後の水滴が体を流れる感じがつらいなどの触覚や、今先生からお話の出た電車の音などの聴覚は経験があります。聴覚や触覚がそれぞれ全体的に過敏というのでなく、特定のものだけが過敏で苦痛であると言われるような印象があります。視覚は眼科疾患や抗精神病薬による知覚変容発作などとの鑑別が難しいこともありますね。子どもとは異なりますか。

内山　大人もたぶん全部の感覚過敏があると思いますが、あまり知られていないのが体内感覚ですよね。これは過敏と鈍感と両方あります。体内感覚が過敏だと、いわゆる心気症的な訴えをしたりします。反対に鈍感だと、空腹がわからないとか、口渇がわからないとか。ケースによっては尿意がわからなくて洩らしがちになってしまうとか。女性の場合生理がわからないというのもあります。

宮岡　セネステジー（体感）の異常で、健常な時には感じない身体の感覚を感じているセネストパチー*や心気症という診断がつく方の中に、「この過敏さは何だ!?」と思う方がいますよね。

内山　僕は、いわゆる心気症的な人はたくさん診ています。昔、普通に心気症と言われていた人たちの中には、けっこうＡＳＤの感覚過敏の人が入っていたんじゃな

ポイント
▼体内感覚には過敏と鈍感の両方がある
• 過敏の場合：いわゆる心気症的な訴え
• 鈍感の場合：空腹や口渇がわからない／尿意がわからず漏らした／（女性）月経がわからない、など

＊セネストパチー（cenesthopathy, cenesthesic schizophrenia）
身体のさまざまな部位の異常感を奇妙な表現で訴える症状を、症状名としてセネストパチーという用語で表現し、それが単一症状性に持続する症例には、疾患概念としてのセネストパチーという用語を当てることが多い。前者を体感異常、後者を体感症と訳すこともある。一方、統合失調症、うつ病、脳器質性疾患などの一症状としてセネストパチー症状がみられることもある。

いかと思います。

宮岡　神経症の中でも治りにくいとされる心気症ですから，そういう視点は重要かもしれませんね。

内山　頑固に執拗に訴えますよね。

宮岡　治そうと頑張ると薬が増えたりする。心気症は「治そう治そうと頑張らないで，うまく付き合っていくにはどうしたらいいか考えましょう」という提案も耳にしますが，ＡＳＤもそう強調できそうですね。ＡＳＤを考えると，治療方針のスイッチを早く切り替えやすいかもしれないですね。ちなみに，ＡＳＤの何％ぐらいに感覚過敏があるかというデータはありますか。

内山　僕は1回調べたことがあるのですが，やはり聴覚が一番多いようです。ＡＳＤの半分ぐらいにありましたね。

宮岡　それは大人になっても消えにくい症状なわけですよね。

内山　消えにくいです。僕の調査は成人でやっていますから。昔，児童精神科医の間では，感覚過敏は大人になったら消えると言われていたのですが，それはどう考えても間違いです。僕も自分の師匠からそう習ったんだけれど，そんなことはなかった。普通に日常生活が送れているように見えて，実はものすごく苦労をしている人が多いです。

宮岡　先ほど話に出た心気症についても少し触れておきたいと思います。

内山　心気症は大人の精神科医には特に気をつけてほしいですね。ＡＳＤの人には「けっこういます」と言ってもいいかなと思います。

宮岡　身体の感覚の異常とみられる精神疾患にはセネストパチーと心気症があります。セネストパチーは身体の異常感を奇妙な表現で訴えることが多いし、心気症は特定の病気への罹患を恐れる疾病恐怖を伴うことが多い。

　そういう中で複雑な異常感を訴えるが、疾病恐怖はほとんど認めない方がいて、精神医学ではどう分類されるのかと気になっていたのですが、あのような症状はＡＳＤ的な視点でみるべきかもしれませんね。

内山　感覚の過敏という説明概念を入れると、ある程度了解できるんです。

宮岡　それを言い出すと、またＡＳＤ概念が拡大解釈されても困るので、抑えながら言わないといけないんだけれど。

内山　確かにそうですね。

【症状②】

ストレス状況下での数日間の幻覚妄想
日常の雑談は苦手な人が多い

宮岡　感覚過敏以外に大人でこういうことに注目しておいたらいいということは何かありますか。大人になってから診察した時の症状で何かあれば教えてください。もちろん発達史を聞いておくということは大前提であると思いますが。

内山　横断面ですと、あまりエビデンスはないのですが、マイクロサイコーシス*といういう、ちょっとした幻覚妄想がありますね。そんなに頑固なものではないですが、聞いていくとけっこういます。

僕は今、MINI*を使ってインタビューしていて、そこには引っかかってこないけれど、よく聞き出すと、「そういえば2〜3日、ちょっと幻聴がありましたね」ということがあります。

宮岡　それはなぜ起こるのでしょう。

内山　原因はわからないのですが、よく聞くと、受験や試験前とかのストレス状況のようですね。

*マイクロサイコーシス（micropsychosis）
微小精神病。一過性の精神症状で、brief psychotic disorder（短期精神病性障害）ともいわれる。

*MINI（The Mini-International Neuropsychiatric Interview）
精神疾患簡易構造化面接法

宮岡　ストレスのある時ですね。

内山　そう。2～3日や4～5日続いて、落ち着いてから振り返ると「あの時、ちょっと変でしたね」という感じですね。

宮岡　一般的にいう社会性とかコミュニケーションの障害については、大人ではどんなところを見ておけばいいですか。

内山　知的に高い人は普通に振る舞えるので、会社での一般的な付き合いや医師との面接では、わりとうまくやっていますよね。だから会社でも見破られていないケースはけっこう多いと思います。ただ、本人はかなり違和感を持っていて、すごく苦労しているんです。

宮岡　本人はすごく苦労しているけれど、周りから見たらそれなりにうまくやっているように見えるみたいな感じですか。

内山　そうそう。それがやがて抑うつや不安といった症状につながるケースは多いと思います。

宮岡　ASDの場合、周りから「話がうまく通じない人」という話がよく出てきますが、それは診断の鍵になるものでしょうか。他の要因の影響ももちろんあるとは思いますが。

内山　それほど深い付き合いではなく、普通の会社の人付き合いレベルで話が通じないというのなら、ASDでもけっこう重い人の可能性があると思います。

軽い人は、普通の話は通じていると思いますね。ここでいう普通の話とは、あいさつや天気の話題、業務に関連した伝達などです。いわゆる雑談は苦手な人が多いです。

宮岡　話が通じないといっても、わかりにくい話をする人は多いし、周囲の理解が悪い場合もあるから評価は難しいですね。例えば相手に通じてなくても、そうは思わず一方的に話し続けるような場合でしょうか。

内山　はい、そういうのが典型的ですね。

宮岡　ADHDもそうですが、ASDも「0か1」の診断は絶対無理で、10段階のうち1ぐらいのASD傾向の人と9ぐらいのASD傾向の人というのがいて、軽い人はいろいろなこと、例えば適切な環境や高い知的能力があれば、あまり問題なく過ごしているという視点はもう少し持っておかないといけないですね。あまり診断ということにこだわりすぎてはいけないんだろうなという気はします。

内山　症状として大事なのは、実行機能です。ADHDに限らずASDでも非常に問題になるので、自覚的にはそれで苦労して悩んでいる人が多いです。

宮岡　自分で悩む人と、周りを悩ます人というのはどちらもあるのですか。タイプが違うのか、それとも同じ人でも時期によって違いがあるのだろうかとか、いつも

ポイント

- 軽いASDの人はあいさつ、天気の話題、業務に関連した伝達などは通じる。雑談は苦手な人が多い
- 仕事の付き合いレベルの会話が通じない人は障害が重い可能性がある

不思議に思っています。例えば会社の場合、本人はケロっとしているけど周りが困っているケースと、本人が困って医療機関へ助けを求めに来るケースとがありますよね。

内山　周りが困るケースの場合は、本人の自己評価がずれていますよね。

宮岡　本人はもっとできると思っているんですね。

内山　本人はできていると思っているけれど能力的にはそんなに高くないので、周りは「ちょっと無理だな」と思っているんです。それで本人は自分に対する周りの評価が低いので、「なぜだ!?」と葛藤状態になることが多いです。

宮岡　会社でも、周りを困らせているのに自分ではできていると思い込んでいる人、あるいはそもそも周りを困らせていると気づいていない人については、対応に困っているみたいですね。

内山　それは大きな問題ですね。

宮岡　そういう人に病識を持たせるにはどうしたらいいんですかね。

内山　病識を持たせるのは難しいですよね。人によっては無理なんじゃないかなと思う時があります。あまり強く意識するように言うと、今度は話せなくなってしまう人もいますし、バランスが難しいです。

宮岡　これは周りの対応の話になってしまいますけれど、厳しく指導したほうがい

ポイント

- 会社の場合、本人が困って医療機関に助けを求めるケースと、周囲が困っているケースがある
- ▼周囲が困っているケース
- 本人には周囲を困らせているという自覚がない
- 自分はもっとできると思っているのに周囲の評価が低く、葛藤することも多い

いのか、本人に合う環境を探してあげたほうがいいのか、もしくは別のアプローチがいいのか。厳しく指導して多少落ち込む傾向が出たほうが病識が出て、自ら改善を目指すのではないか、という考えもありそうですが。

内山　厳しく指導して落ち込む人はまだ病識が出やすいとは思いますが、それによって反発して被害的になったり、攻撃的になって問題を起こしてしまうことも考えられます。むしろ環境を変えて、要求水準を減らしたほうがよいと思います。

【診察の流れ①】

友人・異性関係は必ず確認
質問紙を面接の資料として活用

宮岡　大人のＡＳＤの診察の流れを、もう一度復習してみたいと思います。患者さんが来ますよね。まずは精神現在症＊を把握しないといけない。

内山　その通りです。

宮岡　外来の40分間で最低限、ＡＳＤのスクリーニング・クエスチョンとして何を聞いておけばいいですか。精神現在症に、対人交流みたいな評価軸はありえませんよね。幻覚妄想、気分、幻聴は診ないといけないけれど、それに加えて何がありますか。

内山　まずはコミュニケーションですね。

宮岡　コミュニケーションの能力、あるいはコミュニケーションをどのようにしているか、ですね。

内山　はい。狭い意味でのコミュニケーションで、例えば皮肉がわかるかとか、比喩がわかるかとか。やはり大事なのは対人交流ですよね。

＊精神現在症
→63頁参照

宮岡　具体的にどんな質問をすればいいですか。
内山　例えば「親友、親しい友人がいますか」とか。
宮岡　やっぱりそこですよね。
内山　成人では異性関係。性的なパートナーがいるかとか、異性に関心があるかとかが中心ですよね。
宮岡　異性の友人は、本当はすごく大事なんですよね。
内山　異性関係は苦手な人が多いですよね。その二つは絶対に聞いたほうがいいと思います（💡）。LGBT✿の人にも恋人がいるか、欲しいかについて聞くことにしています。
宮岡　それはコミュニケーションに関する質問ですか。
内山　友人や恋人が欲しいかやうまく付き合えているかは社会性ですね。

普通に会話ができるかどうかや裏の意味や雰囲気を察知するかなどはコミュニケーションと分けることもできます。もちろん重なる部分はたくさんありますが。特に曖昧な質問、「最近どうですか」みたいな質問に具体的に答えられるかということですね。

それと、これは本人に聞くより家族に聞くほうがいいと思いますが、先ほどの比喩や皮肉がわかるかどうか、空気が読めるかどうかという点もポイントです。

💡 前書51頁
- 社会性、特に対人関係の聞き取りが難しい
- 「仲のいい友だちはいますか」「ガールフレンド／ボーイフレンドはいますか」と聞き、20歳ぐらいでも「いません」と答えれば、疑わしい
- 「いません」と回答した場合は「昔はどうだった？」「小学校の時は？」とさらに聞く。以前からあまりいなかった、ずっと孤立していたとすれば、疑ったほうがよい

✿ LGBT
性的マイノリティの総称。L＝レズビアン（lesbian）、G＝ゲイ（gay）、B＝バイセクシャル（bisexual）、T＝トランスジェンダー（transgender）。

宮岡　空気が読めるかどうかは聞きやすいですね。「場違いなことをしょっちゅう言います」ということがありますからね。

内山　ありますね。

宮岡　あとはイマジネーション。

内山　そうそう。それも空気を読むに似ているけれど、場にそぐわないということですよね。現在症でいうならば、言ったことの結果を想像できるかどうかです。太っている人に「デブ」と言っちゃうとか。これを言うと相手がどう思うかが想像しにくいタイプの人がいます。そしてあと大事なのは不注意ですよね。ＡＤＨＤが合併していることも多いので、不注意傾向があるかどうかも大切です。

宮岡　ＡＳＤでも不注意が大事だということですね。

内山　そうです。ＡＳＤでも不注意や実行機能は聞いたほうがいいですね。

宮岡　どのように聞いたらいいのですか。

内山　「片づけができますか」とか、相手が大学生だったら「研究計画を書けますか」とかですね。座学はできても研究計画はできないとか、✻ゼミはできないみたいなことがあるので。

宮岡　よく聞くのは、「年度はじめに自分のカリキュラムがうまく組めますか」みたいな話ですよね。

前書52頁など
- 大人の場合は「こうしたらこうなる」という結果が読めているかどうかがポイント
- 相手の立場に立って想像できているか否かで判別ができる
- 本人はおかしいという自覚がない

前書62～65頁
- スケジュール管理ができない
- 段取りが悪い
- ゴミ出しや洗濯ができない

✻ゼミはできない
↓第5章ケース⑥（221頁）参照

内山　履修登録はできない人が多いですから聞くべきです。

宮岡　不注意はどうでしょう。

内山　不注意は忘れ物やなくしもの、約束を忘れるといったところですかね。あとは提出物を出さないという例が多いですね。

宮岡　だんだん初診にかけられる40分間が過ぎてゆく（笑）。感覚過敏はどうでしょうか。先ほども触れましたが、これはあると診断しやすいですよね。

内山　感覚過敏はかなりＡＳＤに特異的ですからね。「つらい音はありますか」「光がまぶしかったりしますか」とか、「偏食はありますか」。あと「匂いに敏感ですか」といったところでしょうか。

宮岡　全部聞くのも大変だけれど、まず音と光ですよね。触覚もけっこうあるような気がしますので聞いたほうがよさそうです。

内山　触覚は多いですよ。できれば音、光、匂い、触覚は聞いたほうがいいですね。

宮岡　聞くことがいっぱいありますね。

内山　このあたりは待合室でＡＱ*などの質問紙でやったほうが早いかもしれません。

宮岡　質問紙を診断に用いるのでなく、面接の時の資料とするのなら、使ってもいいですよね。

内山　質問紙を参考に聞いていけば時間はかなり節約できます。

* ＡＱ
→68頁参照

宮岡　既往歴は全員に聞くし、家族歴も聞くと思うのです。これは精神医学の基本ですから。

内山　その通りですね。

幼稚園や小学校低学年の頃の行動をできるだけ具体的に聞く

宮岡　生活史についてはどのくらい聞けばいいでしょうか。一般外来では時間が限られるので、それこそ「3分間で聞ける生活史」みたいな話になりますが、子どもの頃の友だち付き合いがどうだったかをまず聞けばいいですか。

内山　診察で感覚過敏や対人交流について聞いていますよね。それを「いつ頃からありましたか」と聞けばいいと思うのです。「子どもの時からありましたか」と。

宮岡　なければ聞かなくてもいいですか。

内山　なくても聞かなくてはいけません。そこは難しいところで、本当は子どもの頃のジョイント・アテンション✲行動を聞きたいところだけれど、それは難しいでしょうから、例えば「幼稚園や小学校の低学年で友だち付き合いに問題はなかったですか」と聞くわけです。

宮岡　私の場合、「小学生の低学年の頃、休み時間になったら、みんな校庭に出たりするけれど、そういう時に一人で部屋に残っているタイプだった？」みたいな質問

✲ジョイント・アテンション(joint attention：共同注意)行動
自分の関心があるものについて、指をさしたり話しかけたりすることで他者と注意や関心を共有すること。

をしたりします。

内山　なるほど。それはいいと思います。

宮岡　そこまで具体的に聞かないとなかなか思い出してくれないんですよね。できるだけ具体的に、かつスクリーニング機能のいいクエスチョンは何だろうということをいつも考えているのですが、なかなか難しくて。

内山　具体的といったら、やっぱり一番は友人関係でしょうね。

宮岡　そうですよね。それから本当に時間をかけていいのであれば、小学校時代の成績表を見せてもらったりするのですけれど、いいことばかり書いてあって参考にならないことも多いんです。

内山　成績表は「このあたりがよくなりました」とか、「最近友だち関係がよくなってきました」とか書いてあると参考になりますね。それまでは悪かったんだなとわかりますので。

宮岡　児童精神科医の先生の場合、だいたい子どもの頃のことを聞くという話だったんですが、患者が子どもの場合が多いからたいていは現在症としてですよね。大人を診ている精神科医にとっては生活歴や既往歴だから、あまり聞けていない場合も多いと思うのです。

内山　そうかもしれませんね。

前書36頁など

▼子どもの症状の特徴
- 同年代の子どもとごっこ遊びができない
- グループの中に入れない。いじめられる
- 孤立が好き
- 突飛な行動をとる
- 奇妙でエキセントリック
- 物を並べたり、非常にオタク的な興味をもつ

宮岡　でも、子どもの頃の交友関係にすごい偏りがなかったかぐらいは聞いたほうがいいですね。

内山　もし親に話が聞ける場合は、感覚過敏について聞いてみるといいですよ。例えば偏食とか、洋服を嫌がったとか。そういう特徴は親が覚えていることが非常に多いですから。

宮岡　外来へ来た方の診察で、われわれが注意しないといけないこととして、発達史を詳しく聞くことはもちろんですが、感覚過敏はほかに比べてしっかり聞いたほうがいいということでしたよね。

内山　聞いたほうがいいですね。

宮岡　それ以外は日常生活で何が問題になっているのかということを、周りの困った点なり、本人の困った点なりを聞いて、それが社会性やコミュニケーションに関係あるようなものであれば強く疑うということですね。

内山　そうです。やはり日常生活スキルがすごく大事だと思います。片づけや洗濯など日常生活に問題が出ている人は非常に多いです。できていてもかなり努力している人が多いですね。

宮岡　それをきちんと聞いておくことがあとの支援に関係してくるわけですね。

内山　ものすごく関係してくるし、本人が共感されていると感じることが精神療法

前書62頁など
知的能力にそぐわない社会生活能力の乏しさに着目する。
〈大学生の例〉
- ゴミ出しや洗濯ができない
- 下着と一緒に歯ブラシを置く
- 書留の出し方を知らない
- 先輩と後輩のどちらに敬語を使ったらよいのかわからない
- 驚くような理由で診療や大学の試験を休む

的にはすごく大事です。できている時にはすごく頑張っているわけです。「一生懸命頑張ってやっているんだね」と言うのと、「その気になればできるじゃないですか」と言うのとでは、ぜんぜん違います。

話は戻りますが、親に話が聞ける場合、「どんな遊びが好きでしたか」という質問もいいと思いますよ。ごっこ遊びは覚えていないとだいたい言うので、「何が好きでしたか」と聞くと、例えばパズルが出てきたり。

宮岡　一人遊びとかですか。

内山　そうそう。一人遊びか二人遊びかを聞いてみたり、ゲームでも対戦やグループでやるものがありますよね。「ずっと一人でゲームしていました」「友だちは遊びに来ませんでした」とか言うと、ちょっとあやしいなと思いますよね。

宮岡　それもできるだけ具体的に聞いたほうがいいですね。ほかに何かありますか。思いつくのはそのあたりでしょうか。

内山　時間があればいっぱい聞きたいところですが、短い時間ですから、遊び、対人交流、感覚の問題、それらを聞くだけでもかなり役に立ちます。

【問診】

その症状が「どんな場面で出るか」を聞くことが大切
あまりにもピッタリの症状を訴える人はあやしい？

宮岡　前回の対談の時も話しましたが、私はここのところ精神科医がきちんと問診しなくなっている傾向がとても気になります。少し前の精神科医は、一般的な外来で「憂うつだ」と聞いた時に、どんな場面で、どのように憂うつになるかというのを聞いていたと思うのです、「会社で、こんな場面で、こんな人と一緒に仕事をするようになって、こんな言葉をかけられた時に、嫌な感じがして憂うつになった」というように。憂うつが起こった本人なりの機序みたいなのをもう少し聞いていくと、「こんなことでうつになるの？　何を過大評価したの？」といった糸口はつかめると思うのですね。

内山　なるほど。そうですね。

宮岡　だから現在症も「憂うつです」と聞けば「抑うつ（＋）」と記載して終わりはまずい。

内山　状況を聞いていないということですね。それは大事ですよね。

前書88、89頁など

▼問診時の注意

- 「気分が沈む」の意味がなかなか伝わりにくい。表現がつたない
- 「憂うつですか」「はい」では聞き出せない。もう一歩、踏み込んで聞く必要がある
- 「性欲はありますか」「眠れていますか」に対して、ゼロでなければ「あります」「はい」と答えるので要注意
- アスペルガーは言語表現が下手。的確な訴えができない
- 体内感覚が偏っているため、回答も適切ではない。患者の話をそのまま理解すると不適切な方向に進みかねない

宮岡　ＤＳＭで教育を受けている場合は、そういう傾向があると思うのです。その背景には、あんまりそういうことを聞いたら評価者間の一致度が悪くなるみたいな考えが潜んでいるかもしれません。

内山　やはり評価者間の一致度の話になりますね。

宮岡　何度も言いますが、ＤＳＭの一番の目的は、評価者間の一致度を上げることだと考えることができます。科学だからと言えばそうだと思うのだけれど、精神科では評価者間の一致度を上げる一番いい方法は診療レベルを落とすことと言えてしまうかもしれませんね。

内山　イエスかノーかで聞いていけば、そうなりますよね。

宮岡　それでは医学を学んでいない人でも聞けるレベルになってしまいます。ＤＳＭを一番歓迎しているのは、精神科医以外の医師や精神医学のあまりできない精神科医であるとの声もあります。どういう状況でその症状が起きているのかというところは、特にＡＳＤを検討するうえでは絶対に聞いてほしいということを強調しておきたいと思います。

内山　声を大にして言いたいポイントですね。

宮岡　それと、大人で外来に来る人は親がすでに亡くなっていたり、親が認知症で発達歴を聞き出せないことも多いですよね。そうなると本人の情報に頼らなければならなくなるのですが、あまりピッタリ発達障害にあてはまることを言っている人って気になりますよね。意図的じゃないにしても、発達障害の本やＤＳＭを読んで鵜呑みにしているような人がいます。何を診たら一番いいんでしょうか。

内山　難しいですね。でも結局は社会性、コミュニケーション、イマジネーションの障害でしょうね。雑談をして反応を見たり、学生時代の話を聞くとか。「普段の様子はどうですか」みたいにざっくりとしたところを聞くと、案外ポツポツ出てくると思うんですよ。そういう日常生活のなかのエピソードをいろいろ拾っていくのは一つの方法だと思います。あと、対人交流がうまくいっている人は、まあＡＳＤではありませんので。

宮岡　まずないでしょうね。

内山　対人交流の在り方がかなり偏っていて、極端な言い方をすれば、対人交流が成人期で落ちていれば、統合失調症かＡＳＤと考えてよいと思うんです。成育歴はとれないけれど、統合失調症ではないのに明らかに対人交流が悪い、親しいパートナーもいないという場合には、ＡＳＤをかなり強く疑っていいんじゃないかと僕自身は思っています。

ポイント

▼成育歴がとれない場合
• 統合失調症ではないのに明らかに対人交流が悪い、親しいパートナーがいない人はＡＳＤを疑ってみてもよい

【診断・合併・鑑別】

適応障害やPTSDの背景にある脆弱性にASDを疑え

宮岡　次にASDの診断、合併、鑑別についてです。すでに話したことと重複するところもあるかもしれませんが、そこは改めて確認をしたいと思います。

私は主に大人の患者さんを外来で診ていて、ASDについては、生活史を十分に聞いていけば、統合失調症にしてもうつ病、双極性障害にしても、ほかの疾患と迷うことはまずないと感じています。稀に合併することはあるかもしれませんが。ただ、神経症とか、パーソナリティ障害といわれる中に、多少コミュニケーションが苦手であるとか、体への感覚過敏などがあり心気症と診断されているけれど実は違うのではないかというものがあって、このあたりが鑑別診断のなかではけっこう重要になるのかなと思っています。

内山　おっしゃる通りで、社会性・コミュニケーション・イマジネーションの欠如というのは小さな頃にわかります。感覚過敏もそう。少なくとも幼児期にはっきりとあるわけで、それを丁寧に聞いていけば迷うことはないはずだと僕も思います。統合失調症や双極性障害とは質的に違うものですしね。

神経症も質的に違うと思うのです。神経症と思われる症状はあっても、感覚過敏やコミュニケーションの問題が子どもの頃からあったら、それはＡＳＤの疑いが強く、本来の神経症とは異なると思います。

質的に似ているとしたらパーソナリティ障害ですね。ただ、パーソナリティ障害に関しては捉え方の問題なので、どちらが治療的かという話だけです。これは専門家によっていろいろな意見があるでしょうね。

宮岡　ＡＳＤだけの人がある環境に置かれた時に、統合失調症と間違うことはありますか。

内山　間違うレベルによるけれど、ＡＳＤの人はいわゆる幻聴や妄想が一過性のことはそんなに珍しくないとは思いますね。

宮岡　経過を診て、ということですよね。一過性ならそう簡単に統合失調症という診断はつけないから、そんなに迷わないんじゃないかと私は思うんだけれど。でも、うつ病はうつ病自体がひどくなってわけがわからなくなるわけですね。

内山　だから被害的になる人は非常に多いですね。

宮岡　ああ、それは多いですよね。

内山　それを被害妄想と間違えて診断をつけてしまう可能性はあるかもしれないです。

前書66、76頁など

▼発達障害の「幻聴」と「妄想」

- 幻聴ではなく、声が気になるという知覚の過敏に近い。耳に響いたおしゃべりをときどき思い出したりしているうちに「私の悪口を言っている」と思えてくる
- 誰の声かを聞くと、聞くたびに違う答えが返ってくる
- 昔に言われた悪口をずっと引きずっているだけの場合も多い
- 統合失調症の典型的症状のような「確信のある妄想」に近いものはそれほど多くない
- 妄想ではなく一時的な空想、ファンタジーである（現実とイマジネーションの混同）
- 妄想に効果的な抗精神病薬が奏効しない
- 妄想の中身をきちんと聞けば、明らかに「違う」と精神科医にはわかるはず

宮岡　あとはPTSD✽です。先ほどのお話ではADHDよりASDのほうに関連するということでした。

内山　PTSDが問題になるとしたら、診断がついて治療も受けているんだけれど、その奥にある発達障害が見逃されている場合ですね。

宮岡　合併と考えるべきで、PTSDの症状はあるわけですね。

内山　あります。診断がついているわけですから。だけど、PTSDの表面的な症状だけが捉えられていて、奥にある発達障害が見逃されているということは多いと思います。というのは、児童養護施設などに行くと、発達障害の子が非常に多いんですよ。一般的にいじめられっ子も発達障害の子が多い。そうした子たちは当然虐待も受けていることが多くて、そのあたりがまだ整理されていないと思います。

宮岡　その場合はトラウマ体験が現実に何かあるわけですよね。

内山　あります。

宮岡　トラウマ体験があって、PTSD症状が出る人と出ない人の分かれ目の一つが、ASDの有無と考えてよいのですか。

内山　ASDのある人はない人に比べてはるかにトラウマを症状として出しやすいとは思いますが、まだ十分に認識されているとは言えないと思います。「典型的なPTSDです」という症例報告や認知行動療法✽を受けているケースの中に、「この人は

✽ **PTSD**
→122頁参照

✽ **認知行動療法**
(cognitive-behavioral therapy：CBT)
認知（物事の考え方や受け止め方）に働きかけることで精神疾患を治療することを目的とした治療法。うつ病やパニック障害など、多様な精神疾患に対して効果が報告されており、日本では2010年よりうつ病などに対して健康保険の適用となっている。

発達障害ではないか」「ＡＳＤではないか」と思える人は多い気がしています。

宮岡　産業面で適応障害というと、職場環境が重荷になって軽い不安や抑うつを出している人を指します。ここでは当然ながら、性格面の脆弱性と環境ストレスを考えないといけませんが、この人の不安や抑うつはこの環境変化にしては大きすぎるといった場合は、脆弱性が問題になります。この脆弱性は、性格的な問題と考えられることが多かったのですが、実はＡＳＤ特性が関係している人がかなりいるかもしれません。一般に精神疾患はその時にみられる症状で診断しますが、環境の変化が診断のよりどころとなる適応障害やＰＴＳＤは、診断の考え方が違いますよね。そういう意味では適応障害やＰＴＳＤといった診断がつけたくなったら、その脆弱性の背景に発達障害の程度を見ておけとも言えますね。

内山　その通りです。特に長引く適応障害というのは、何らかの発達の問題がありそうな気がします。

宮岡　だから職域で長引く休職者などでは一度はそれを評価しておかないといけないですね。

　ちょっと脱線しますが、前回も少し問題提起として触れたと思うんですけれど、うつ病が治らないとＡＳＤの合併という病名をつけたがる精神科医がいます。あるいは、統合失調症が治らないとＡＳＤが合併しているのではないかと安易に言う精

ポイント

- 産業面での適応障害は、職場環境が重荷になり、軽い不安や抑うつになっている人を指す
- 性格面の脆弱性と環境ストレスを考慮するが、脆弱性にＡＳＤ特性が関係しているケースがある
- 環境の変化が診断のよりどころとなる適応障害やＰＴＳＤは発達障害と診断の考え方が違う
- 長引く適応障害は何らかの発達の問題がありそう

神科医もいる。ところが、よく見てみると、うつ病や統合失調症の治療をきちんとしていないことがけっこうあるんです。過剰に考えるのも問題だけれど、適応障害やPTSDの場合は、過少評価しすぎるのもまずいのかなという感じはします。

内山　それはうつ病が治らないと「ASDプラスうつ病」という精神科医の先生がいるということですか。

宮岡　合併という診断をつけるんです。

内山　合併ですか。でも発達障害が合併していてもうつ病は治りますものね。発達障害は治らないけれど。

宮岡　うつ病は典型的なほど治りますから、発達障害だけ残って治るはずだと考えたほうがいいですね。「うつ病を遷延させる要因に発達障害の併存」と書いてある本もあるようですが、それはうつ病の診断や遷延化の定義を明確にしないと安易に言えないと思います。

内山　普通の精神療法に乗りにくい人を診た場合は、発達障害を合併しているのかなと考えてよいかもしれないですね。

【薬物療法】

小児期の易刺激性には薬が使える適応拡大により医師が診断をしなくなる?

宮岡　次に治療に関してです。子どもの場合、ＡＤＨＤの場合は薬がありますが、ＡＳＤはないですよね。

内山　ないですね。

宮岡　症状に興奮があれば薬を使いますか。

内山　興奮に対しては使うことがありますね。

宮岡　エビリファイ✽が小児期のＡＳＤに伴う易刺激性に対して認可されましたね。児童精神科医の先生を見ていると、この薬価収載前から、けっこう薬を使っていたという印象があります。

内山　一部の先生は使いますね。児童精神科医でも、薬しか使わない人もいます。

宮岡　います。あれはどうしようもないんですか（笑）。

内山　どうすればいいでしょう（笑）。ただ、子どもの統合失調症では、薬をけっこうたくさん使わないと効かない子が多いというのも事実です。

✽エビリファイ
一般名＝アリピプラゾール

宮岡　効きにくい子がいますよね。

内山　その流れでたぶんＡＳＤにも使ってしまうのだと思うのですが、ＡＳＤと統合失調症は違うから難しいですよね。

宮岡　ぜんぜん違う方向なんですけど、例えばセカンドオピニオンを求めるとか、あるいは学会内でもガイドラインを作るとか何かできないものでしょうかね。大人ではなく、子どもの話になってしまいますが。

内山　イギリスのＮＩＣＥガイドライン(*)のようなものを作るとか。日本も日本うつ病学会などがいろいろやっていますけど、まだＮＩＣＥのような流れにはなっていないんじゃないですかね。ＡＳＤに関してはいろいろな領域の人がかかわっているので、まとめるのが大変じゃないでしょうか。

宮岡　専門家間のばらつきが大きいですものね。

余談ですが、薬の適応拡大に関してはからくりがあるように感じています。例えば、統合失調症を適応として発売された薬がその後、躁うつ病の躁、それから難治性うつ病などに使えるようになっていきました。そうすると、後発薬が出てきたとしても、後発品は統合失調症にしか使えず、新たな適応については使えないので、結局は先発薬を残すか、両方入れるかしかないというのが病院の事情です。製薬メーカーの戦略と疾病概念が微妙に影響し合っているかもしれません。

(*) **ＮＩＣＥガイドライン**
イギリスの国立医療技術評価機構（National Institute for Health and Care Excellence：ＮＩＣＥ）が発行する臨床ガイドライン。

「何があっても味方でいる」という姿勢
スキルアップよりその人の特性に合った調整を

宮岡　薬以外で、具体的な治療や対応という面ではどのようにされていますか。

内山　薬以外ではやはり、基本的には理解ですよね。共感と理解というとあたりまえすぎて変だけれど。僕はとにかく「相談相手になるよ」「ずっと相談に乗っていくよ」と言います。彼らはわりと継続性も意識するので、「何があっても相談に乗るし、基本的には一切責めないよ」と伝えます。

彼らはこれまで別の医師から責められたり、叱責されたりという経験をしているので、「君が一生懸命やっていることは絶対に責めないし、基本的には何があっても味方でいる」と言います。

あとは、家族との関係がぐちゃぐちゃの人も少なくないので、「家族とももちろん大事に付き合うけれど、対立した時にはあなたの言うことをきちんと聞くし、家族に対しても守秘義務は守るよ」「家族にはあなたの言ったことを伝えないからね」と。そういった「味方である」という姿勢が大事なのではないかと思っています。

宮岡　産業医と話していると、「うちにはASDはいないかもしれないけれど、ASDっぽい人はいる」というような話を聞くことがあります。症状の程度がちょっとASDっぽくても、本当にASDなのか、実は会社の対応がまずいからASDに見えているだけなのかがわからない。「そういう人に対して、会社はどう対応したらいいですか」という相談をよく受けます。

そうした場合、私は「ご本人のスキル、ソーシャルスキルを高めようとするよりも、むしろご本人からよく話を聞いて、多少なりともできる仕事を職場内で探したほうがいい、異動を考えたほうがいい」とアドバイスすることが多いのですが、そのあたりはどうですか。

内山　賛成ですね。ソーシャルスキルというのはそう簡単に持てるものではないし、持たせたとしても本人が努力して第三者を演じていることになってしまうので、虚しいんですよね。長続きしないんですよ。だから、おっしゃるようにその人の特性に合った部署や転職を僕も勧めますね。

宮岡　最近は発達障害のデイケアみたいなものがありますもんね。

内山　これは微妙な話なんだよな（笑）。

宮岡　ソーシャルスキルの向上を謳ってSST✽をやらせたりするデイケアもあるようですが、それについてはどう思われますか。

✽ SST
(social skill training)
社会技能訓練。統合失調症などの精神疾患に適応される治療訓練法。行動療法的手法を使って対人行動の改善を目指す。教示、モデリング、ロールプレイ、促し、強化、フィードバック、行動形成などの技法が用いられる。

内山　私の知っている範囲の話ですが、例えばイギリスで見たデイケアでは、「原子力発電をどうするか」というような議論をしていました。日本で相模原の事件[✽]が起こった時も議論になって、「どうしてこういうことが日本で起きるのか、日本の大使館に問い合わせてみよう」という意見も出ていました。

普段はコミュニケーションに問題があって、上手にディカッションできない人たちが、ゆっくり時間をとったり、多少話が噛み合わなくてもOKとする許容的な雰囲気で、少人数で集まって楽しく過ごす。リーダーも支援者もいて、喧々諤々議論して、「ああ、今日はいい議論ができたね」と言って帰っていったりするのです。

宮岡　それで何をアップさせているんですか。

内山　何もアップさせていないです。そもそもアップを目的としていません。みんなが集まって議論をして、自分が言いたい意見を言って、それにリアクションがあってと、ごく普通のコミュニケーションをする場という設定なんです。

宮岡　納得がいきますよね。

内山　そういうのが多くて面白かったですよ。日本みたいに挨拶の仕方の練習とかはあまり見なかったです。やらないことはないかもしれないけれど。

宮岡　そこは根本的な違いですね。日本では日常生活でよく遭遇する場面での対応のノウハウを教えるみたいなところがあります。

✽ **相模原障害者施設殺傷事件**
２０１６年7月、神奈川県の知的障害者福祉施設に元職員の男が侵入し、入所者19人を刺殺、入所者と職員計26人に重軽傷を負わせた大量殺人事件。

内山　そう。ノウハウ集みたいになっていますよね。

宮岡　そこはASDの治療や支援の在り方として、議論になりそうな点だと思うんです。デイケアによっては「そんなことをしたって意味がないだろう」みたいなことをやっているところもあるように思うので。

内山　イギリスのデイケアでは、「そもそも仕事って何のためにやるんだろうね」「やらない自由もあるよね」とか、そういう話をしているんですよ。

宮岡　思考の柔軟性を高めるんですかね。

内山　みんな自己表現をしたいし、承認欲求もあるので、お互いに自己表現をする場の設定という感じですね。

宮岡　それは広い意味でのスキルかもしれないけれど、日本ではあまり紹介されていませんよね。

内山　認知行動療法*をやっている先生もいますが、それは最初にASDの理解があって、説明して、ソーシャルスキルがあってというやり方で、中心はソーシャルスキルのアップになっています。それはたぶんアメリカの影響でしょうね。

宮岡　アメリカはソーシャルスキルのアップ寄りなのですね。

内山　少なくともイギリスはアップを目指していません。英国自閉症協会は基本的にアンチ・スキルアップなんです。

*認知行動療法
→169頁参照

アメリカも、＊TEACCHはあまりスキルアップを目指していなくて、スキルアップを目的とするミシガン州立大学やUCLAなどの研究グループとは目的が違います。まあ＊論文になりやすいのはスキルアップなんですが。イギリスではけっこう小さなセンターでもいろいろなグループ活動をしていますが、論文にすることに関心がなかったり苦手な人が多いのかもしれません。

アメリカでは「自閉症を砕く、Defeat Autism Now（DAN）」をスローガンとした＊ARIなど、自閉症を治そうという流れがあります。1995年には＊CANという団体が組織され、大規模な活動を開始しました。この頃、イギリスではCure autismという言い方に反発を感じる当事者や家族の方が大勢いて、よくカンファレンスなどで「アメリカとは一緒にやれない」みたいな話になっていましたね。CANは2007年に＊Autism Speaksという団体と合併するのですが、2016年にこのAutism Speaksはcureという用語を使わないことにしたそうです。

宮岡　今の内山先生のお話によると、イギリスでは発達障害を定型発達と非定型発達に分けるような優劣で議論するなという風潮があるんですね。

内山　あります。イギリスは自閉症でOK、アスペルガーでOKなんです。

宮岡　逆にアメリカでは治そうという流れだと。

内山　アメリカは流派によってASDでOKというところと、ARIのように治そ

＊**TEACCH**
→70頁参照

＊**スキルアップの論文**
→文献（302頁）参照

＊**ARI（Autism Research Institute）**
バーナード・リムランドらの研究者が作った組織。サプリメントによるデトックスなどで治療を目指したが、2011年に閉鎖された。

＊**CAN（Cure Autism Now）**
『ぼくは考える木―自閉症の少年詩人と探る脳のふしぎな世界』の著者ポーシャ・アイバーセンが1995年に夫とともに設立した。自閉症の子どもを持つ親や臨床家、科学者の団体。自閉症の生物学的研究に助成金を支給。2007年にAutism Speaksと統合した。

うとするところと、両方ありますね。
宮岡　では日本の現状はどうでしょう。
内山　日本はどちらかというと、ASDはスキルアップがメインだろうと思います。僕はあまり好きじゃないですけど、「スキルを上げろ、上げろ」と言っている気がします。
宮岡　私もどちらかというとアップさせるよりも、その人に合うところを探してあげたほうがいいんじゃないかという考えです。医療がデイケアなどで担うと、十分な審議なしに医療費が使われている部分があるように見えることもある。それはASDの治療・支援の本質にかかわる問題です。
内山　そう。日本でも東京都自閉症協会の「みつけばルーム」✽（世田谷区受託事業）などのデイケアはアップを目的にしていないです。わりと参加者が好きなことをやっています。
宮岡　そういう考え方をきちんと整理する必要がありますね。
内山　たぶん、大人の発達障害を診ている先生方はアップさせようと思っている人が多いと思います。なぜなら、統合失調症のデイケアはアップですからね。でも統合失調症は1回下がっているからそれを上げようとするわけですけれど、ASDはちょっと違いますから。

✽ **Autism Speaks**　孫の一人が自閉症と診断されたことがきっかけで、ゼネラル・エレクトリック社の社長やNBC放送のCEOを務めたボブ・ライトが妻スザンヌと2005年に設立。

✽ **みつけばルーム**　発達に凸凹がある若者が多彩なワークショップを通じ、「ナニかをみつける場」として、2016年6月に東京都世田谷区の国立成育医療研究センターに隣接する施設で開所。

宮岡　統合失調症は病気になったという前提ですからね。
内山　アップさせようとするのはもともと持っていたものが下がってしまったから戻そう、という発想だと思うのですが、発達障害はもともとがないわけです。そこで「ないから増やそう」という考え方と、「もともと偏っているんだから、偏ったまま社会適応していこう」という考え方の二つがあるのです。
先ほども触れましたが、英国自閉症協会なんかは偏ったままうまく社会適応しようという姿勢、一方アメリカの一部の研究グループは正常に近づけようと努力する。両者は理念が全然違いますよね。
宮岡　ノーマライゼーション*の考え方の違いみたいなものですね。
内山　そうです。ノーマライゼーションをどう考えるかです。

*ノーマライゼーション
障害者も健常者と同様の生活ができるように支援すべきという考え方。1960年代に北欧諸国から始まった。

【リハビリテーション】

社会化するのが必ずしもよいとは限らない　画一的に行うと副作用が出る場合も

宮岡　リハビリテーションに関しては、大人の場合は最近、主にＡＳＤで、発達障害のリハビリテーションと銘打って、コミュニケーションのトレーニングや日常の作法を教えるということをやっている施設もあるみたいですが、内山先生から見て、非薬物療法としてのリハビリテーションはどんなことが効果的と思われますか。子どもを基準に考えるとどんなものがあるでしょうか。

内山　これは個々のケースでぜんぜん違いますし、本人の動機があるかないかでもだいぶ変わってきます。今はわりと一律にやっていることが多いですよね。就労支援の現場でも精神科のデイケアでもそう。内容としては「友だちを作ろう系」「社会に適応しよう系」のものが多いのですが、正直言って、社会化するのが必ずしもよいとは限らない人もたくさんいます。

宮岡　「社会化するのが必ずしもよいとは限らない」というご指摘には同感です。ずっと一人の仕事でうまくいっている人がいてもいいですものね。

内山　そうそう。何でもソーシャライズするとか、コミュニケーションを伸ばすとかいうことになってしまうと、副作用もけっこう大きいですからね。そこを注意してほしいです。

宮岡　画一的にやると、合わない人には副作用が出るということですね。

内山　ものすごい副作用がありますね。

宮岡　それってあまり言われていませんよね。

内山　先ほど挙げた英国のＮＩＣＥ✽ガイドラインは個別ということをすごく強調しているのですけれど、日本ではそんなに言われないですね。

宮岡　児童のＡＳＤのガイドラインですか。

内山　子どもも大人もです。

宮岡　もっと個別に対応したほうがよいということは、一律にＳＳＴ的なリハビリテーションに導入するのはよくないということですか。

内山　やめたほうがいいでしょうね。

宮岡　副作用も大きいから、もっと個別に、その人の生き方という観点で考えないといけないということですね。

内山　そうです。大人の精神科の場合、メインは統合失調症ですよね。統合失調症はもちろん多様なんだけれど、多様性の分散という点では、おそらくＡＳＤのほう

✽ＮＩＣＥガイドライン
→173頁参照

がずっと広いと思うんですよ。

宮岡　ああ、広がりがね。

内山　よい悪いは別にして、統合失調症やうつ病は、例えば初診の患者さんが来たとき、ガイドラインをもとに✻非定型抗精神病薬や抗うつ薬を何ミリグラムとか決められますよね。でもＡＳＤはガイドラインにそれを書けないと思うんですよ。薬物療法はしないにしても、こういう✻ＳＳＴをやりますとか、こういうデイケアをやりますとか、書いてしまったらかえって副作用が出てしまう可能性があるので。

宮岡　本当に個別に対応しなければいけないということですね。

内山　しかも大人の場合、特に高機能の人の場合は本人の動機がすごく大事です。彼らは思い込みが激しいし、そんなに柔軟ではないから、自分の思いとは違う治療に関しては抵抗することが多いです。また、逆にすごく迎合して、なんとか適応しようと頑張りすぎて疲れてしまったりとか。副作用の出方はＡＳＤのほうが大きい気が僕はしています。

宮岡　ＡＳＤを一つの病気と捉えていることが間違いだということでしょうか。

内山　その通りです。サブタイトルで分けるとしたらいくつになるのかという話が出てくるくらい多様なんですね。だから結局今は、ＡＳＤと広く捉えて、あとは個別に考えましょうということですよね。

✻**非定型抗精神病薬**
陽性症状だけでなく陰性症状にも有効で副作用も少ないため、フェノチアジン誘導体やブチロフェノン誘導体など従来型の抗精神病薬に代わり、処方量が激増している。リスペリドンをはじめとするセロトニン・ドパミン拮抗薬（serotonin-dopamine antagonist：SDA）やオランザピンをはじめとする多元受容体作用抗精神病薬（multi-acting receptor targeted antipsychotic：MARTA）などがある。

✻**SST**
→175頁参照

宮岡　統合失調症も、破瓜型・緊張型・妄想型というのが消えましたよね。

内山　消えました。それと少し似ているかもしれないですね。スペクトラムになったということでね。

宮岡　分けないけれども、実は個別に考えないといけないということですよね。

内山　その通りだと思います。

宮岡　その点も強調したほうがよさそうですね。

【虐待】

ＡＳＤの子どもは一般的に育てにくい 親もその傾向を持つことが多く上手に育てられない

宮岡　最後に、虐待や引きこもりについて取り上げたいと思います。虐待とＡＤＨＤあるいはＡＳＤの関係について、総説的にお話しいただけますか。

内山　虐待される子にはＡＤＨＤもたくさんいますけれど、あとあと再燃するケースとしてはＡＳＤのほうが多いという印象を持っています。大人になっても非常に問題が続いていることが多いです。

まずわかりやすいＡＳＤのほうから説明しますと、ＡＳＤの子どもは一般的に育てにくいわけです。さらにはその親御さんもＡＳＤやＡＤＨＤの傾向を持っている場合がわりと多いので、親御さんも上手に育てられないことから虐待につながることはありえます。

しかもＡＳＤは、視覚的な記憶が非常に強く残りやすい。なかなか忘れないんです。しかも文脈盲*で「こういう状況だから」ということがあまり理解できないので、ただ虐待された記憶だけが残る。それが幼児期にあると学校に行ってからも適応し

ポイント
- 虐待児はＡＳＤ、ＡＤＨＤともに多いが、再燃するケースはＡＳＤが多い。ＡＳＤは視覚的な記憶が強く残りやすく、なかなか忘れないため
- ＡＳＤの子どもは育てにくい。親も発達障害の傾向を持っていることも多いため上手に育てられず、虐待につながることがある

＊文脈盲
物事を理解する際に文脈（背景）を十分に考慮しないで、表面に現れた事象を中心に理解する認知の在り方。

にくくなる。承認欲求がずっと満たされないんですね。それで学校でまたいじめられたりすると、幼児期の親からの虐待がフラッシュバックする。それがずっと続いているうちに問題が複雑化してくるというパターンです。

知的に高い人の場合は、学校には比較的うまく適応できることもある。でも、例えば結婚したり、子どもができた時に、そうした密な人間関係がうまくいかないと虐待のことを思い出すことが多いのではないかと僕は思います。

だからASDの人は非常にPTSDになりやすい傾向を持っていると思います。

宮岡 今お話を聞いていて思い出したのは、前回も話しましたけど、発達障害者支援センター✽で親の面接をしていた時のことです。子どものちょっとした行動に親が切れて、子どもを叩くと言う。「どのくらい強く叩いているの、その机を叩いてみてください」と言ったら、けっこう強く叩いているんですよ(💡)。

内山 加減が効かないですからね。

宮岡 親からのそういう虐待が起こりやすいということなんでしょうね。

内山 起こりやすいです。

宮岡 ADHDもそういうことですか。

内山 ADHDも似ていますが、少し違うのは、ADHDはASDのように視覚的記憶が残りやすいということはないので、例えば薬物とか他のことにシフトしてい

✽ **発達障害者支援センター**
都道府県や政令指定都市などが運営する発達障害の人を対象にしたセンター。個々のセンターによって若干役割は異なるが、地域の発達障害者とその支援者を支援することを目的としている。

💡 **前書11頁**

きやすいんです。大人だったらあまり虐待のことは表面に出てこないので、ＡＳＤほど強く訴えることはないんじゃないかと思います。

宮岡　ＡＤＨＤのほうがコミュニケーションが圧倒的に成り立ちますものね。

内山　そうです。友だちと憂さ晴らしもできる。だから、自分なりの興味を見つけて、その方面でなんとか社会適応していく人がいると思います。

宮岡　虐待によってＡＳＤやＡＤＨＤっぽくなってしまう子はいますよね。どちらが多いですか。

内山　鑑別は非常に難しいという意見もありますよね。虐待によって脳に変化があったというＭＲＩ研究が広まったことで、虐待で発達障害になるんじゃないかという意見もあり、混沌としています。鑑別の問題とは別の話ですが、大人の患者さんは子どものころにいじめや虐待、特にいじめに遭っていたケースも多いようです。

症状はいろいろ複雑になっていることが多くて、虐待を前面に出してもっと精神療法的なアプローチが必要だという意見もあります。発達障害ばかりではなく、虐待やトラウマという視点から診ないとダメだという先生もいますし。

宮岡　内山先生はどう思われますか。

内山　僕はピュアな虐待やピュアなＡＳＤはそんなに多くないと感じています。それに、鑑別ってあまり言わないほうがいいと思うんですよ。

*虐待によって脳に変化があったというＭＲＩ研究
↓文献（３０２頁）参照

宮岡　なぜそう思われるんですか。

内山　そもそも次元が違うじゃないですか。虐待というのは虐待という行為があったわけですよね。でも、ＡＳＤは本来生まれつきの障害です。つまり虐待とＡＳＤの鑑別ということ自体、質の違うものをゴッチャにしちゃってよくないと僕自身は思っています。

宮岡　大人の発達障害外来というのをやっていますと、何となく人とのコミュニケーションがうまくいかない、社会性がないみたいな感じで、自分でＡＳＤじゃないかと言って来る人の中に、いわゆる虐待じゃないけれども、子どもの頃の親との関係が非常にまずいとか、ほとんど無視されているとか、そういうタイプの人がいるようです。ＡＳＤ自体と育てられ方のどちらの影響が大きいのでしょうね。本人がＡＳＤだから親もうまくやれなかったのか、親がそうだからよけいにＡＳＤっぽくなったのか。さらに言えば、親もＡＳＤで、親も最初からうまく接することができないという場合もありますよね。本当は鑑別というのではなくて、たぶん「どんな要因が、どのようにからまってるんだろう」といった視点が必要なんでしょうね。

内山　そう思います。

宮岡　そういうところをすべてにおいてもう少し強調してくれたほうがいいのに。いつも言うのですが、ＡＳＤは０～10まであって程度の問題ですよね。

✿生まれつきの障害
→49頁参照

内山　そうなんです。

宮岡　0から2と3の間で切るか、7と8の間で切るかによって有病率が変わってくるわけではなく程度問題なのだから、白黒つける診断じゃないよ、と言いたいです。みんなわかっているはずなのに、白黒をつけたがるような気がするんだけれど、なぜでしょうね。どちらの要素が強いかというようなことは議論しないといけないけれど、鑑別じゃないですよね。

【引きこもり① 原因】

感覚過敏が原因になることも多い
電車の加速度がつらくて急行に乗れないという人も

宮岡　一般外来でも、子どもが落ち込んでいる、あるいは引きこもっているということで、よくよく話を聞いてみるとそこから親のＡＳＤが見つかる、ということはそれほど珍しくないですね。

内山　多いと思います。僕のケースは非常に多いですね。

宮岡　ＡＤＨＤはあまり引きこもらないですか。

内山　多動ですからね。じっとしているのが苦手なので、外には出てくると思います。

宮岡　確かに動きは多いですね。ＡＳＤのほうが引きこもり相談にはあがってきますよね。

内山　けっこういると思います。

宮岡　やはり対人関係がうまくいかないからでしょうか。

内山　それもあるし、僕のケースはけっこう感覚的な問題が多いです。

宮岡　引きこもり相談にはどんな感覚過敏が多いですか。

内山　人ごみ過敏、音過敏、匂い過敏などですかね。人間関係よりもそっちがつらいという人がけっこう多いです。中には田舎に行くと治っちゃうなんて人がたまにいます。

宮岡　音過敏で、耳栓をすれば外へ出られるという人がいる。

内山　いますよね。イヤーマフ✻、サングラス、マスクをして外に出る人とか。刺激が少ないから、夜中なら出られるという人もいます。

宮岡　夜中なら出られるというと、社交不安障害でもそういうことがありますから、鑑別、あるいは合併を考える必要がありますね。

内山　夜中に24時間営業のコンビニやファミレスなら行けるんです。

宮岡　引きこもりとは少し違いますが、私の患者さんで風呂へ入らないという女の子がいて、よく話を聞いていくと水滴が体を伝わる感じが非常に嫌だと言うんです。だからシャワーも入浴も嫌なんですね。行動の問題は背景にある精神症状がわかってはじめて、精神科診断に役立つとよく講義で話しているのですが、まさにそのことだと思いました。「外出しない」「入浴しない」という行動だけ聞いても、鑑別診断やその後のアドバイスにつながりません。

内山　引きこもっているからといってすぐに人間関係に問題があると思わないで、

✻ イヤーマフ
音の刺激を軽くするためのヘッドフォンのようなもの。現在は子ども用も含めて多様な種類が通販サイトで購入できる。

感覚の問題を聞くと案外ひっかかることが多いです。

宮岡　このあたりは引きこもり支援に当たる人にとって重要なポイントかと思いますが、一方で普通に対人関係がなかなかうまくいかないタイプの引きこもりも当然ありますよね。

内山　当然いますよね。

宮岡　それから、電車が近づいてくると耳をふさいで座り込んでしまうみたいな人もいますし。

内山　音がつらいんですよ。体感の問題で電車の加速度がつらいという人もいます。だから急行には乗れない。

宮岡　どんな精神症状がその問題となる行動につながっているかを丁寧に尋ねていくというのは本当に重要だと思います。

ポイント
- 「外出しない」「入浴しない」など行動だけを聞いても、鑑別診断やその後のアドバイスにはつながらない
- どんな精神症状が問題となる行動につながっているのかを丁寧に尋ねることが重要

【引きこもり②　支援】

無理やり外に出すのは破壊的
一見普通に見えるがゆえの社会からの強迫

宮岡　引きこもりの支援についてですが、感覚過敏があって外に出られないという方には、どういう対応をしたらよいでしょうか。

内山　引きこもり支援は、よい支援と悪い支援がはっきりしています。一番ひどいのは引き出し屋。無理やり外に出すのは破壊的です。そもそも引きこもりを全部外に引き出さないといけないのかという議論もあるんです。

宮岡　確かにその問題はありますね。

内山　引きこもっていても、何とか適応していて、自殺もしないし家庭内暴力も起こしていない。だったら引きこもっていたほうがよいという人も、僕はけっこういると思うんです。それは無理に引き出さないほうがいいんじゃないかと。

宮岡　家から出なくても生涯暮らせる人はずっと引きこもっていてもよい気がしますよね。

内山　障害年金や生活保護でなんとかやっていって、それなりに穏やかに、本人は明るくというか、むしろあっけらかんと引きこもっている人もいます。

宮岡　実際にそういう人はいっぱいいますよね。

内山　いますよ。だから親もそんなに悩まなくていいんじゃないかと思うんです。確かに仕事をしたほうがいいかもしれないけれど、公費で何とか生きていけるのなら「それはそれで一つの生き方じゃないですか」と言うこともあります。

宮岡　自分が死んだ時にこの子が生活できなくなると困ると、親が初めて病院に相談に来るケースはありますね。

内山　それは確かにありますね。

宮岡　引きこもり、不登校の人の親が多いですね。引きこもりといえるかどうかわからないけれど、漫画家志望で、ぜんぜん売れないけれど20年ぐらい部屋に閉じこもって漫画ばっかり描いているという人が時々います。親から生活費をもらっているので、本人は何の問題もない。最初は少し抑うつになったからと病院に来て、それ以来10年ぐらい診ているんだけれど、あいかわらずずっと家で漫画を描いています。でも、親はやっぱり自分が死んだあとは食べていけないと言うわけですよ。このままの生活でも、年金などの社会資源を利用すれば大丈夫な可能性はあるんだけれど、アルバイトくらい少しずつでも始めるようにアドバイスはしています。

内山　難しいところですね。その人の社会的な能力次第ですよね。変に外に出ないほうが絶対にハッピーだなという人もいますからね。

宮岡　治療のゴールをどうするかが難しいところかもしれないです。

内山　みんなが仕事をしなくてはいけないというのもどうなのかなと思ったりもします。

宮岡　やっぱり社会の価値観の問題は大きいですね。

精神疾患で暴れるというのではなく、本人もあまり悩んでいない、周囲にも迷惑をかけていない、そして精神医学がよい方向に変える手段をほとんど持っていない人を、どこまで治療しないといけないのかというのが問題になりますね。

内山　引きこもっていなくても、例えばアルバイトで生活している人でも、一切友人関係がない人はいっぱいいるわけです。完全に孤立しているけれど、親とは時々会ったりしてそれなりに安定して過ごしていて、本人も「一人がいい」と言っている人に、社会化やSSTが必要でしょうか。必要ないと思うんですよね。

完全に引きこもっている人もいるし、仕事だけやっている人もいるし、仕事プラス対人交流のある人もいるし、いろいろな人がいる。統合失調症で幻覚や妄想で苦しんでいるわけでもないのに治療しなければいけないのかなと。

宮岡　さまざまですよね。

内山　例えば身体的に障害のある人だったら結果的に引きこもっている人もいる

し、仕事をしていない人もいる。知的障害でもそうですよね。でも発達障害の場合は一見普通に見えるから、社会から「仕事しなきゃ」という強迫が働くわけですよ。

宮岡　一見普通に見えるからそういう強迫が働くというのは、確かにそうかもしれないですね。

内山　統合失調症の症状が出ている人に「仕事をしなさい」とは誰も言いません。重い知的障害の人にも言わない。発達障害だって、重症なら働かなくてもいいんじゃないですかと言いたいです。なんでもかんでも仕事をして社会化しなきゃいけないというわけではないと思うのですが。

宮岡　次の第5章で「退職後にASDが顕在化する原因の一つに、夫婦で一緒に暮らすのが理想と考える価値観が関係しているのではないか」[✽]という話が出てきますが、医師は治療の中で社会の価値観についても、考えていくことが大事ですね。

✽ 退職後にASDが顕在化→第5章ケース③（210頁）参照

【引きこもり③　医療化】

医療化の半分くらいは社会化？どこまでが治療対象かを考えることも大切

宮岡　私は医療化し過ぎするのは反対なんです。
内山　僕も反対です。
宮岡　引きこもりも、なんとなく安易に「医療に乗せたほうがいい」と言いすぎている傾向があると思います。
内山　そうですね。医療化の半分ぐらいは社会化だと思うのです。医療化を是とする根拠は社会化あるいは延命化ですが、精神科の場合は社会化が大きいですよね。仕事をさせるとか、リワークに通うとか。
宮岡　医療化に関係する最近の話で、DSM-5の議論に、近親者が亡くなった後の落ち込みをうつ病と診断するかどうかというのがありました。うつ病の範囲を広げて全部、病気という診断カテゴリーに入れようとする空気が確実にありました。
　認知症も似たような感じで、範囲を広げて医療モデルでみようとしているけれど、「自然の流れで、みんな衰えていくのだから」と考えても別にかまわないわけです。

でも、内山先生が言われたように、ある社会の中で生きるためにはここまでを目標にすべきだと、青い鳥✿を追いかけてしまう面もありそうですね。

内山　そうそう。青い鳥を追いかけて無理して、結果的に不幸になっているみたいなところがありますね。

宮岡　これもすごく根本的な問題提起だと思います。イギリスでは引きこもりに対する見方は少し違いますか。

内山　イギリスも引きこもっている人はけっこういるらしいのですが、日本のように社会問題にはなっていないんです。

宮岡　つまり、「それはそれでいい」みたいな感じなのでしょうか。

内山　「それでいい」と言う人ばかりではないと思いますが、社会化したり医療化するということにはなっていないですね。イギリスでは発達障害や精神障害の人には支援をしますが、引きこもりという視点での支援はそんなにされていないと思います。

宮岡　少し話が大きくなってしまいますが、最終的には日本の医療の在り方まで考えないといけない感じですよね。精神医療の範囲を狭める動きがあってもいいかもしれません。

昔は自殺願望のあるうつ病や興奮の強い統合失調症が主な治療対象だったのがだ

✿**青い鳥**
チルチルとミチルの兄妹が幸福の青い鳥を探しに出かけるが、青い鳥は自宅の鳥かごの中にいた…。幸福は身近なところにあるという寓話。1911年にノーベル文学賞を受賞したベルギー出身の詩人・劇作家モーリス・メーテルリンクの代表作。

んだん広がってきて、ちょっと落ち込んだり、ちょっと不安になったら「やっぱり医療だよね」となるのは行きすぎかもしれないと思います。疾患啓発という意味ではよかったんだけれど、それが逆に広がりすぎて弊害が出てきているのは間違いない気がします。われわれ医療者もそういう視点を持つべきですね。

内山　本当にそうですね。発達障害こそ医療に乗せるか乗せないかが微妙ですよね。

宮岡　大人の発達障害は当初10年ぐらいで再考、再検討されるんじゃないかと思っていたんですよ。でも意外に長く続いています。

内山　パンドラの箱を開けてしまったから、僕は続くと思いますけどね。

宮岡　ああ、そういうことですか。

内山　開けちゃったものは仕方がないので。10年ぐらい前にウィング先生は「パンドラの箱✿を開けたのは自分だけれど、それがよかったかどうかは今のところ誰にもわからない。歴史だけが知っている」と言っていました。

✿**パンドラの箱**
→文献（302頁）参照

第5章 ケースから考える大人の発達障害

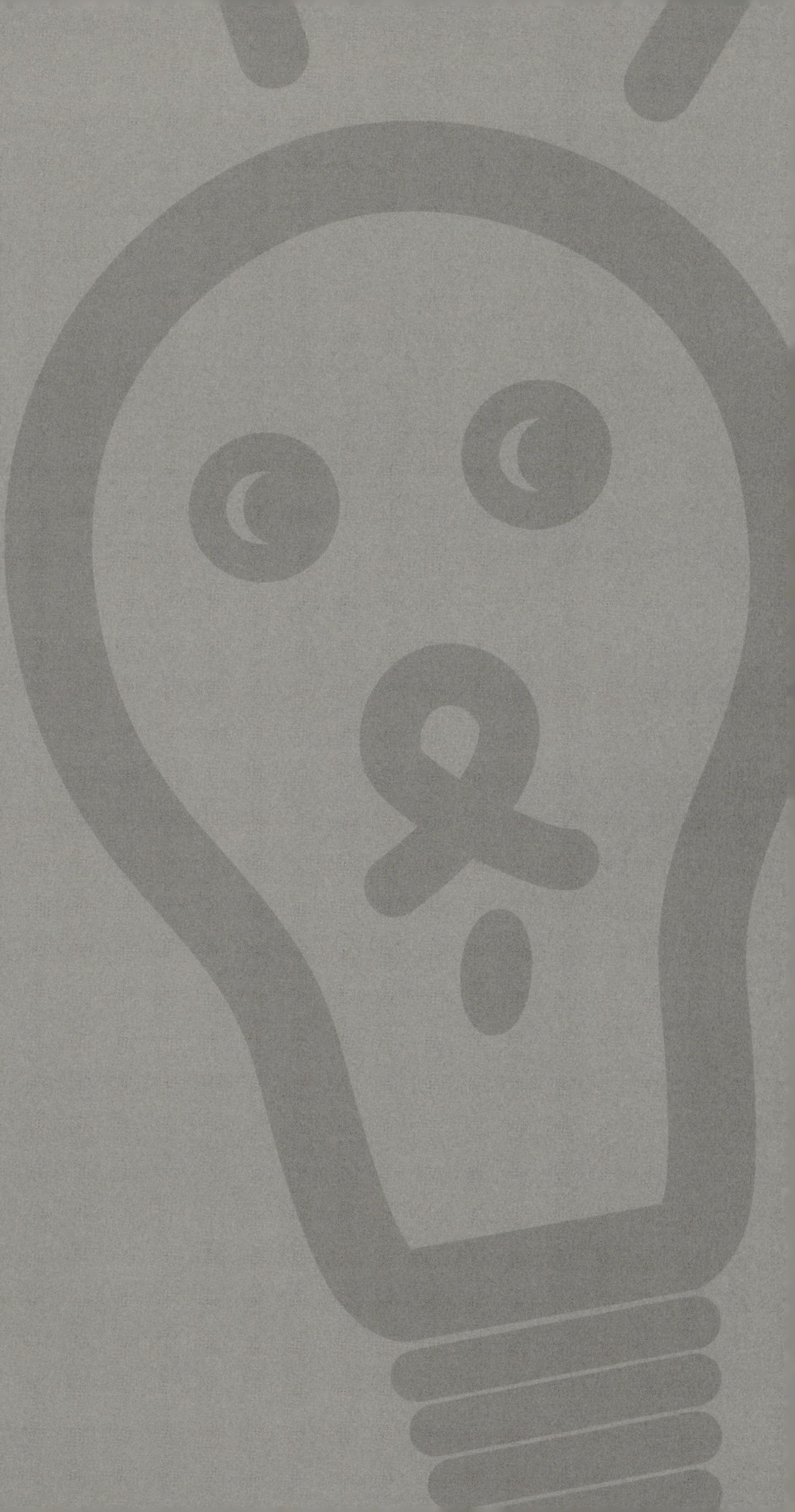

【ケース①　職場で適応しているASD患者】

親が悲観的になりすぎず子どもの個性を認めるほうがうまくいく

宮岡　ここからはケースを交えながら具体的な治療や対応、支援について話をしていきたいと思います。

最初は、私がフォローしているASDの女性です。この方は感覚が鈍い傾向があり、幼稚園や小学校の頃、けがをしてもあまり痛がらなかったり、腫れるまで親にも言わず、時に周囲からあきれられていたようです。友達も少なく、IQは90ぐらいでした。

この子にはとても仕事は無理だろうなと思っていたのですが、今は商店の助手をやっています。周囲の人たちが「できることから少しずつやってごらん」と支援してくれたということです。例えば、物にもよりますが落ちている商品をふつうはきたないものとして扱うじゃないですか。ところが彼女の場合、表面がきれいであれば、もう1回拾って使っていいと考えていた。タオルや下着と一緒に歯ブラシを置くという内山先生の患者さんのように、「きれいだから」まだ使える、という考

前書62頁
歯磨き後、歯ブラシをタンスの中のタオルや下着の上に置く大学生の例。「なんで置くの？　きたないじゃない」と聞くと、「タオルも下着も洗濯してあるからきれいだ」と答えたという。

え方なんです。それを、「お店という場ではこうだよ」みたいなルールを丁寧に周りの人が教えてくれることによって、この2～3年で私の予想をはるかに超えた適応をして、今は一人で留守番もするなど十分な戦力になっているということです。

このケースは、まさに職場の同僚がうまくその人に配慮をしてくれて、かつあまり過度の課題を課さなかったのがよかった。世の中全体に合うようにするというよりは、職場でのルールを少しずつ丁寧に教えていくことで、ここまでうまくいくんだなと感じた症例です。

内山　なるほど。わかります。

宮岡　ここで改めて教えられたのは、周囲の理解と対応はもちろんですが、適職というか、その人にとって働きやすい場所を探してあげることが治療上すごく大事ということです。ソーシャルスキルアップというようなトレーニングは全然していないのにここまでうまくいくわけですから。

今は3か月に一度、「先生に元気な顔を見せに来た」という感じで外来に来ています。先生が「周囲にかわいがられる子は病気の予後がよい」と言われましたが、まさにこの子は、かわいがられるキャラクターでした。

内山　キャラがかわいくて、否定されてこなかったからですよね。

宮岡　そういう歴史があるのかな。親にもね。

ポイント
- 周囲の理解と対応が重要
- その人にとって働きやすい場所、適職を探してあげることが大切
- 周囲にかわいがられる子／人は病気の予後がよい

内山　多少変わっていても、親なり教師なり、大人がその子のかわいいところを認めて、否定してこなかったのが大きいのでしょう。ＡＳＤの子はもともと素直だと思うので。

宮岡　かわいい感じかどうかは、親との関係でわりと後天的に決まってきますものね。

内山　「ちょっと変わっているけど、かわいいよね」くらいの感じで育ってきた子はだいたいうまくいくんですよね。

宮岡　けがをしてもあまり痛がらず、腫れるまで親にも言わないと、親は真っ青になりそうだけど、「あら、まあ」みたいな。

内山　親がおもしろがっているくらいのほうがうまくいきますよ。

宮岡　それ、大事かもしれない。

内山　「この子、おもしろい子だわ」くらいで済んじゃうとね。「これは大変だ！」とビシバシやるとだいたいうまくいかない気がします。

宮岡　親が大騒ぎするとかえってダメなんですね。見守っているくらいがいいのかもしれません。

【ケース②　心気的な訴えをする患者】

嫌な素振りを見せず話を聞くことが大切
他科の先生にフォローしてもらうほうが経過はいい

宮岡　次に内山先生からケースを紹介していただけますか。

内山　先ほども少し触れましたが、最近は心気的な訴えをする人たちがすごく多いです。先日も、50歳の方が「認知症じゃないか」と言ってきて、でも検査をしてもＩＱは高いし絶対違うと思うんだけれど、「認知症専門医を紹介してくれ」と執拗に言うわけです。仕方がないから紹介しましたけれど、まあ帰ってきますよね（笑）。でもそういうことをくり返していくうちに、患者さんとその家族との関係が少しずつよくなっていくんですよ。家族から切々と「嫌がらずに話を聞いてくれたのは先生が初めてです」と言われます。

宮岡　家族は患者に対して「またかよ」みたいな思いがあるから話を聞かないわけですね。中年の女性に多いですか。

内山　僕の場合は男性のほうが多いです。中年女性の訴えはやさしいですよね。男性は相当執拗に、強く言ってきます。

宮岡　そうかもしれない。心気症の治療の時に、「心気症は精神科医に紹介しろ」と言う先生がいます。

内山　いますよね。

宮岡　私は、「精神科医には心気症は治せません」と言っています。以前、何かの書籍の原稿で、内科の先生から「あなたの調子が悪いのはわかるが、今明らかな異常はない。でも2か月に1回ぐらい顔を見せて、様子を教えてください」と言ってもらう、もしくは内科の先生に「2か月に一度チェックしてください」と紹介して、だらだらつないでいるほうがはるかに転帰はよいのではないかと書いたことがあります。精神科医の身体に関する説明は患者にとって頼りないものになりやすいですから。

内山　その通りだと思います。嫌がらずに内科とか耳鼻科に紹介状を書く。向こうの先生に一応、電話を1本入れますけどね。そういうところとつながっているとうまくいくことが多い。

宮岡　「心気症のような人はぜひ精神科に紹介してください」と言う精神科医に出会ったことがありますが、「内科医の先生に続けて診てもらったほうが経過がいい」と返したことがあります。

内山　逆説的ですけど、「精神科の病気ではない、というか、気のせいではない、本当に痛みや違和感を感じていることは理解します」と、こっちは言う。はっきり言いませんけどね。「体、つらいんだよね」ということは認める。

宮岡　実際、精神科では体に異常があるかどうかはわからないわけですから。

内山　本当につらいんだと思うんです。体のどこかが痛いとか、顎関節症がひどいとか、執拗に訴えるけれども、それは今、誰にもわからないし、本当に体の病気かもしれないわけですからね。

宮岡　私は「内科医に続けて診てもらったほうがいい」と考えているものの、患者さんや内科医にわかりやすい説明ができないと悩んでいました。「心気症は典型的な精神疾患である」と断定すれば、「なぜ精神科医が続けて診て治療しないか」ということになります。心気症と診断される方の中にＡＳＤの方がいて、その知覚過敏は積極的に治すよりも、「生活に大きな支障がないように受け入れる方法を患者さんと医師が一緒に考えたほうがよい」ということになれば、「内科医に続けて診てもらったほうがいい」と勧めることを説明しやすいように思います。

内山　心気症はきちんと、誠実に対応するのが大切ですね。嫌がらずに聞く。過去の精神科医はけっこうぞんざいに扱っていることが多いんですよ。親も家族も「本当は病気じゃないんじゃないか」みたいなことを言うし。

宮岡　嫌がらずに患者の訴えを聞くわけですね。

内山　いやいや感を出さない、もてあまし感を出さないことが大切です。時間は限られているから、僕なら10分とか30分です。この間は絶対に嫌がらずに聞く。そういうスタンスです。それで、相手の診療科には迷惑だと思うんですけれど、一応、患者が納得のいくように紹介状を書く。たいてい問題がなくて帰ってくるんですけどね。

宮岡　これは心気症とＡＳＤの合併みたいな感じで考えたほうがいいのか、それともＡＳＤの「こだわり」みたいなもので考えたほうがいいのでしょうか。

内山　心気症の定義によりますけど、ＡＳＤの「こだわり」が身体症状に出たり、感覚過敏からきているケースもけっこう多いです。だからむげにはできない。感覚過敏と捉えればＡＳＤの症状そのものなんだけれど、実際に内科の病気があるかもしれないし。訴えは内科的な内容だから「身体科でちゃんと診てもらおう」と言わないと治療関係が始まらないわけです。

宮岡　合併か鑑別かという話になるとなかなか難しいですよね。ＤＳＭみたいに症状だけとらえるなら…。

内山　合併ですよね。

宮岡　合併と言っちゃえばおしまいみたいな感じがありますね。

内山　見方によってはＡＳＤの症状の一つとも見える。

前書42頁
社会性の障害の特徴の一つ。
- 人よりも物に関心がある
- こだわり行動（物を並べる、特定の物を集める、変化を嫌う）

宮岡　ＡＳＤの症状の一つと言ってもぜんぜん問題ないような気がする。そうすると、逆に「本当に心気症の診断でいいの？」みたいなことになる。
内山　その人がＡＳＤで、似たような感覚過敏を持っていれば、そこから説明したほうが話は了解可能ですよね。
宮岡　ＡＳＤと言わなくても、「体にすごく敏感さを持っている傾向が、あなたにはあるようだよね」くらいでもいいと思うんですけどね。
内山　そうですね。
宮岡　一般の精神科の先生方へのアドバイスとしては「執拗に何かを訴えかけてくる人が来たら、ＡＳＤ的な視点を持って、感覚過敏がありそうかどうかを嫌がらずに聞く」というような感じになりますかね。
内山　ＡＳＤじゃなくても嫌がらずに聞いたほうがいいと思いますけれど、ＡＳＤならなおさらそうですね。
宮岡　治そうと頑張らないほうがいいんですよね。
内山　そう。でも精神科医自身に「治さなきゃいけないと考える強迫」があるんですよ。
宮岡　それは言えますね。

ポイント
- 執拗に何かを訴えかけてくる人がいたら、ＡＳＤの視点を持ち、感覚過敏の有無を聞く
- 「治そう」と頑張りすぎないほうがよい

【ケース③　退職後に仲が悪くなる夫婦】

大事なのは「意味のある時間」を共有すること 別々に過ごしたっていい

宮岡　さて、退職後に夫婦仲が悪くなって受診するケースも増えていると聞きます。これ、高齢者の話題のところでも言いましたが、ＡＳＤでなくてもいっぱいありそうな気もします（笑）。一緒に暮らす時間が長くなると、その分その人の特徴が見えてくるから。

内山　時間と場所を共有するのがいい対人交流だという間違った考え方が、幼児からあるんです。

宮岡　そうか。

内山　幼児教育、小学校教育から延々と培われた間違ったインクルージョンですが、「意味のある時間」を共有することが大事なのであって、時間と場所を長く共有すればいいというわけではないんですよね。

例えば、退職後には、夫は家にいないで図書館に行ったりして、夫婦別々に過ごせばいいわけですよ。でも、定年になったらフルムーン旅行をしなくてはいけないとか、一緒に孫の面倒を見なければいけないなどと思っている人が多い。それがそもそも間違っているんですよ。

宮岡　これは日本ならではのことですか。

内山　いや、海外でも同じような感じです。イギリスでも、仕事を引退してから夫婦の仲が悪くなったという話はよくあります。

宮岡　個人主義的な文化圏だとＡＳＤの症状が顕在化しにくいものですか。

内山　うーん、一つは単純に広さの問題がありますよね。

宮岡　家の広さ、ですか？

内山　アメリカとかイギリスは家が広いですよね。自分の部屋があって、ちょっとお金持ちだとバスルームも別というのが普通です。単純に狭さの問題で、日本のほうが顕在化しやすいかもしれないですね。

宮岡　でもそういう人に対して、「あなたの考え方を変えていきましょう」と言っても、ほとんど意味がないですものね。「暮らし方を変えましょう」と言うほうがはるかに効果があると思う。60歳を過ぎてから、そんなに簡単に考え方は変わらないですよね。

内山　引退したらお互いに好きなように生きていいと思うんだけれど。どうも変なプレッシャーを感じている人が多いんですよね。

宮岡　そういうケースは抑うつ症状などで受診してくるんですか。
内山　抑うつもたまにありますが、イライラしたり、ＡＳＤの場合は、ちょっと怒りっぽくなることが多いですね。あとは不眠とかです。
宮岡　どの程度ＡＳＤを持ち込んだらいいのかということはわからないけれど、「こういう背景だったら起こるよね」というようにもう少し理解してあげると、変にお薬を出したりはしないかもしれませんね。でも、今のクリニックの15分の初診では、そこまで聞いてくれないものね。
内山　逆に「せっかく引退して時間ができたんだから、これから夫婦仲良くしようね」と言って、どんどん悪くしちゃうみたいなパターンもあるんです（笑）。なんでそんなことを言うんだろうと思うけど。
宮岡　発達障害の奥さんのカサンドラ症候群✻やアスペルガーの奥さんの会というのもあるでしょう．旦那さんがアスペルガーだ✻というマンガは続編が出ているし。社会的な影響も大きいような気がします。
内山　あのマンガを読んだら、仲の悪い亭主は全部アスペルガーに見えるんじゃないかな。夫婦喧嘩すると「あんた、アスペでしょ」と言うらしいです。
宮岡　ＡＳＤとは違う話かもしれないけれど、「一緒にいるのが普通である」みたいな、理想はこれという考え方をしないで、柔軟にいきやすい方向性を探るのは大切

✻カサンドラ症候群
アスペルガー症候群がある人の身近にいる人（特に妻や夫、パートナーなど）にうつや片頭痛など心身の不調が起きる二次障害。患者とのコミュニケーションがうまくいかないことなどが原因。カサンドラの命名はギリシャ神話に由来。

✻『旦那（アキラ）さんはアスペルガー』
ＫＹ（空気が読めない）な夫との日常を妻が描いた体験コミックエッセイ（著：野波ツナ、監修：宮尾益知、コスミック出版）。２０１８年5月現在、シリーズ8冊が発行されている。

かもしれませんね。臨床的にはすごく大事なことだと思う。

内山　わりと気楽に一般論や理想を言っちゃったりすることがあるんですよね。

宮岡　思春期から青年期の子どもだと、時々どこから親から離したほうがいいのか、どこまでは一緒にいさせないといけないのかというのは、けっこう治療で考えます。それはＡＳＤじゃなくても考えますよね。中学生までは離すとリスクが大きいから、離したほうがいいと思っていても一緒に暮らさせておこうとか、そんなに親と合わなかったら、高校に入ったのを機会に離れたほうがいいということはあるので。大人の場合でも同じかもしれませんね。家族とどこまで一緒に過ごすかは大事なことです。

孤独感や不安感などが入り混じった状態
認知機能の低下でこだわりが消えることも

内山　高齢の患者さんの中には、死んだあとの単純な処理について心配している人もいます。テレビなんかでよくあるじゃないですか、発見された時にはもう腐敗が始まっていたみたいな。「あんなふうに迷惑をかけたくない」とかね。

宮岡　こだわりですかね。

内山　こだわりでもあるし、ある意味では現実的に孤立しているということでしょう。行政ともあまりうまくいってなかったりすると、確かにそうなんだろうと思います。「死んだあとのことは先生にお願いできますか」と言われたこともあります。「精神科医はそこまで面倒みられないので、民生委員さんに相談しましょう」と話しましたが。そこまでいかなくても、老いも思春期と同じように変化なので、不安が大きくなるんでしょうね。

ある人は「平均寿命までちゃんと生きたい」「私は平均寿命まで生きられますか」と聞くので、「平均でいいの？」と返したら、「平均でいい。でも発達障害の人はけっこう早死にすると書いてある本もある」とすごく心配していました。

宮岡　ＡＳＤがあるから、友人との付き合いも少なく、わりあい孤独ですよね。

内山　そう、孤独なんです。

宮岡　孤独や死に対するこだわりでしょうか。あるいは本に書いてあることへのとらわれ、そのどれが大きいというより、全部としか言いようがない。

内山　全部ですね。死というのはすごく抽象的な概念なので、誰も経験していないし。こればっかりは予期はできないので、近づいてくると非常に不安を訴えます。そういったことが引き金となって宗教に救いを求めるような人もいます。

宮岡　こういう人を発達障害という視点を持って診ると、医師の視野が開けてくる面があると思いますが、どんな問診をすればいいんですかね。若い頃からの生活でしょうか。どんなことを聞いたら、その視点を入れて考えられるんでしょうか。

内山　私の患者さんは、パッと一目見ただけで発達障害の特性をたくさん持っていました。ただ普通の精神科で高齢者を診ている人が見るとどうなんだろう。

先ほども紹介しましたが、高齢者の発達障害というのは一つのトピックテーマなんですよね。でも高齢になっても基本は同じだと思うんです。社会性、コミュニケーション、イマジネーション、感覚過敏の問題がどのくらい続いているかが診断に必要な情報です。高齢者は幼児期の状況はわからないわけですが、少なくとも学童期

ポイント

- 診断に必要な情報は、社会性、コミュニケーション、イマジネーション、感覚過敏がどの程度の期間、続いているか
- ＡＳＤの場合は認知機能が落ちてくると、今まで持っていたこだわりが消えることがある
- 認知症と合併する可能性もある

以降のことは本人が覚えています。60代でも小学校の時に友人や教師にいじめられた経験を涙ながらに話す人は少なくありません。実行機能障害や感覚過敏に関する生きづらさも、発達障害であれば一過性ではなく長期間継続しているはずです。ただ、認知機能が落ちてくると、ＡＳＤの場合は今まで持っていたこだわりが消えたりすることがあるのです。忘れるからこだわらなくなる。「こだわらなくなった、ちょっと変だな」と感じて本人がビックリしていることもありますね。

宮岡　そうか。認知症とも合併してくる可能性が十分あるわけですね。

内山　当然あると思います。ただこの研究はまだ進んでいなくて、データはそれほどないですけどね。

宮岡　高齢者の方を診る時にどういう視点を持ったらいいのかというのは、少しまとめていただいたほうがよさそうですね。

内山　そうですね。先ほど言ったように、発達障害であれば症状や特性は点ではなく線で、多少の変動はあっても、その人の人生にわたって長期間継続しています。一定の適応ができている人も実際にはかなり無理をしているので、いつも頑張っている感覚がある。またコミュニケーションや対人交流にしても、本来の自分を偽って無理に周囲に合わせている感覚がある人が多いです。もちろん、自分の特性に無自覚な人もいて、その場合は家族がいろいろな苦労をしている。本人と家族の両方に長期間にわたる生活史を聞いていく必要があります。

宮岡　安易に薬を出すということではなくて，そういう視点で診たほうがいい人がいる可能性はありますよね。

内山　けっこう多いと思います。大人の中にASDが1％はいるわけだから，当然認知症の中にも1％以上いるはずなのにほとんど議論されていない。✻ダウン症者がアルツハイマー病になりやすいというデータは古くからあります。最近はダウン症の人の平均寿命も延びているので，ダウン症とアルツハイマー病の合併は重要なテーマです。ダウン症の存在がアルツハイマー病研究に寄与する面もあり，比較的議論がなされています。一方，ダウン症以外は，知的障害の認知症もあまりデータがないし，ASDはもっとデータがないですね。

宮岡　でもこういうお話を聞いていると，いわゆる何か治りにくい，従来で言えばパーソナリティ障害や神経症圏にいる人にそういう視点を入れたら違ったものが見える人はけっこういそうですね。

内山　いると思うんです。了解できて，よけいな薬を使わなくてもいいような人はそれなりにいるんじゃないかと思うんですけどね。

宮岡　薬の変な使い方を抑える意味でも，大事な方針かもしれないですね。

✻ダウン症者はアルツハイマー病になりやすい
→文献（302頁）参照

【ケース⑤　昇進後に不適応となった会社員】

管理職になることで抑うつや不安が強まる場合も
特性を理解し、働きやすい職場を探す

宮岡　職場で見つかる例（）はさまざまですが、会社で昇進した後に不適応となるケースも多いです。

内山　これは非常に多いです。昇進する前は、例えば経理だけとか、研究だけをやっていた人が、管理職になると人のことまでいろいろ管理しなくてはいけない。それで負担が増えて、昇進しなければよかったと思い悩むことは多いですよね。

宮岡　私が知っている例では、エクセルの表を作っている時はよかったけれど、昇進して人事管理をしなければならない立場になったら、とたんに抑うつ・不安が強くなった人がいました。その人は結局会社を辞めてしまいました。会社が降格させられないんですよね。

内山　できないんですか。

宮岡　降格させるためには、本人の同意書が必要だとか手続きがすごくややこしいらしいんです。同じぐらいの職位で以前の職務に近いところがうまくあればいいん

前書156頁

- 場をわきまえない行動（上司にタメ口で話しかけたり、場違いな服装で出社する、お客さんをどなりつける、など）
- 思ったことを何でも言ってしまう〈例〉「お待たせしました」とあいさつしたら、「本当に待たされました」と言われた
- 周囲に対して非常に怒る人も多い（被害妄想的になることが多いため、親切心で注意されても「自分を否定された」と解釈しがち）

だけれど、元の部署にぱっと戻すということがなかなかできない会社のほうが多いので、職域ではけっこうこのようなケースに出くわします。

内山　もったいない話ですよね。産業精神医学でもうちょっと頑張ってもらって、こういう人は給料が上がっても別に昇進しなくていいというようにするとかできないんでしょうか。

宮岡　昇進しなくても給料が上がるシステムがないわけですよね。

内山　今はないんですね。だからダメなんだ。

宮岡　もったいないなあと思いながら診ていました。その人は買い物に行けば、例えば石けんを買うのに売り場で1時間も立ちすくまないと決められないという症状がある人でした。

内山　決断ができないんですね。

宮岡　子どもの頃からの話を聞いてもＡＳＤに間違いなかったです。

職域では、発達障害寄り、発達障害っぽい人にどう対応したらよいかということはけっこう問題になっていて、長期休職者のなかにもそれなりにいるのではないかと言われていますね。基本的には発達障害特性を理解して、仕事のしやすい職場を探すのがいいでしょうね。リワークを利用している企業もありますが、本人自身のトレーニングという考え方がいいのかは少々引っかかります。

内山　歳をとって、一般就労から福祉就労に替わる人も時々いますね。大卒でも要求水準の高い職場では働くのが難しい人にとっては特例子会社✽のほうが安定して働ける。環境的にはものすごく変わるわけですが、でもそのほうが合っている人もいるんですね。そういうプランニングもやってあげなければなりませんから、できればなんらかの福祉的な支援がある職場に入ってもらったほうが安心はできますね。

宮岡　一方で、いわゆる障害者枠の就労で、企業も大きな期待をしていない場合、その人の能力的にはもうちょっとできそうなのに「そのくらいでいい」「それ以上やらなくていい」みたいになってしまっているケースもあるように思います。両面からの検討が必要かもしれません。

✽ **特例子会社**
厚生障害者雇用率の算定において親会社の一事業所とみなされる子会社。従業員54名以上の会社は障害をもつ従業員を全従業員数の1・8％以上雇用することが義務づけられているが、障害者のために特別な配慮をした子会社を設立し、一定の要件を満たす場合には、その子会社に雇用されている障害者を親会社や企業グループ全体で雇用されているものとして算定できる。

【ケース⑥　人から見たら少し違って見える大学生】

当日の休講や抜き打ちテストなど急な変化に弱い感情的にならず論理的に伝える

宮岡　次に、少し変わっているなと思われる大学生。

内山　いっぱいいますね（笑）。

宮岡　前著でも話題に上りましたが、履修登録が苦手な人がいますね。

内山　はい、履修登録が苦手な子は非常に多いですね。あとは今、アクティブラーニングといって授業を聞くだけじゃなくて、ディスカッションをさせますよね。これに弱いと思うんですよね。

宮岡　座学のほうが顕在化しにくいですか。

内山　座学のほうがずっといい子が多いです。それから授業中にうるさいのをすごく嫌がる子がいる。先生がうるさい子を注意しないと耳をふさいでその授業に出なくなる。あと、難しいのはゼミですよね。少人数で2年間一緒に議論したり論文を書いたり、時には合宿したりします。3年生と4年生の2学年で10人程度の濃密な関係が2年間続くわけです。それに大学の教授は高校までの先生方ほど、学生の人間関係に関心を持っていない人も多いですよね。さらに座学ではなく、自分なりに研究計画を作って、データを集めて、論文を書くわけですから、ＡＳＤの学生にとっては苦手なことが非常に多いんです。おまけに医師は学生時代に卒論ゼミなんて経験していないので、一般の学生のゼミについての知識がありません。そういう点ではゼミの大変さは心理や教育、福祉の先生のほうがよく理解していますね。

宮岡　それはどうすればいいのですか。大学にお願いして、具体的にはそういう枠を作ってあげたほうがいいのですか。

内山　大学によって対応はまちまちですね（💡）。本当は余計なことをしないで、理解してくれればいいんですよ。

宮岡　カリキュラムの作成とかを、周りがうまく手伝ってあげる。

内山　そうそう。例えばイギリスだとメンターという制度がある大学が多くて、２〜３年先輩が履修登録とかいろいろ教えてくれるんですね。それがいい。

あとリアル✻という概念があって、これはマーチン✻という女性の教育学者によるものですけれど、彼女は息子が二人ともアスペルガーなんです。それでこういう世界に入ったのですが、ケンブリッジ大学を含めて20の大学で２９１人にインタビューしたのです。そしてこのリアルを出した。まず reliable は信頼ですね。これは、例えば急な休講はしないとか、急に抜き打ちのテストはしないとか。

💡 **前書207頁**
- 大学におけるアスペルガー支援の対応はまちまち
- 履修登録から手伝う大学もある。アスペルガーはプランニングもイマジネーションもよくないので、苦手な子が多い
- 教室移動支援が必要な場合もある。オリエンテーションも悪いため、目的の教室に移動できない

✻ **リアル（REAL：reliable, empathic, anticipatory, logical）**
Reliable（信頼＝突然の休講や抜き打ちテストなどをしない）、empathic（障害特性を理解し、彼らの悩みに共感する）、anticipatory（予想外のことはしない）、logical（論理的に。感情的な態度や場当たり的な対応をしない）

✻ **ニコラ・マーチン（Nicola Martin）**
英国ロンドン・サウス・バンク大学教授。

宮岡　急な変化ね。

内山　急な変更に弱い。Empathy は、当然のことですが、彼らの障害特性を理解して彼らの悩みに共感する、anticipate は予測できることで、予想外のことはしないということです。

　それから logical、論理的というのはけっこう多くの子が挙げている。どういうことかというと、例えばレポートを出さないと怒る先生がいる。レポートを出さないのは本人の責任だから点数を下げるのはいいけれど、感情的に怒るというのは論理的ではなくて、これが非常につらいと訴えているわけです。

宮岡　「怒るな」ですね。

内山　感情的にならない。それは会社でもそうです。

宮岡　子どもに対しても一緒ですね。

内山　そうそう。子どもも一緒です。

宮岡　今ので思い出すのは、前回の対談で紹介してくださった損得勘定で説明するというお話と関係しますね。職場のアスペルガーの同僚に、「女の子にデブって言ってはいけないよ」と言うのではなく、「デブって言ったら退職になるよ」と言わなければいけないという話です。まさにロジックですね。

内山　「君にとって不利な扱いを受けるよ」という言い方をする。日本にはこういう

▼**前書177頁**
善悪の判断がつかない人には損得勘定で説得する。
〈例〉「そんなことを言うとあなたにとって損ですよ」「あなたが生活しづらくなりますよ」

発想がないんですよ。例えば、周りから見たら異様な距離まで近づいて女性に話しかける男性に対しては、「それ以上近づくと、あなたは痴漢と間違えられます」とか「気があるんじゃないかと思われます」と言うとかね。普通は「そうやって近づくと相手が嫌がるからやめなさい」で済む話だと思いますが。

　こうしたケースから思うのは、生活支援がすごく大事だということです。具体的にどこでお金をもらうか、障害年金でも、生活保護でも、親からでもいいんだけれど、彼らはそういう相談をしたいと思っているのに、誰にもできないでいるんですよ。

　福祉関係でも、生活保護の窓口は生活保護の話だけだったりするわけですが、発達障害の人は羅針盤を必要としています。これはどこの窓口に行けばいいとか、そういうことをうまくサポートしてくれる存在がほしいのですが、案外発達障害者支援センターの職員ですら、相手が高機能だとあんまり支援しないですよ。大学を出ていれば自分でできるだろうと思い込んでいる。電話して「何とかしてやって」と言っても、「でもこの人、東大出ているんですよ」と返されてしまう。でも、大学を出ていたってアスペルガーはアスペルガーなんだから、できないことがあるわけです。

宮岡　支援すべき職員ができると期待して、やるべきことをやらない傾向にあると

前書19頁
- 「高機能」とは「知的障害ではない」という意味
- 行政用語でも診断用語でもない
- オフィシャルなカットオフ値はない

いうわけですね。

内山　福祉系の職員の方々は、重度の知的障害の人を多く見ているので、高機能の成人がどれだけ困っているかということはよくわかっていないんです。履修登録ができないこともあるし、生活保護の窓口に行って手続きすることも手伝わないとうまくできない。そういうことがあまり理解されていないと感じます。

宮岡　統合失調症とは全然違うから、精神障害に慣れているケースワーカーさんも、高機能の発達障害の人への対応に弱い面がありますね。

内山　幻覚や妄想があるわけではないから、話は一応ちゃんとできる。話も通じるからできるだろうと思ってしまう。そこはちょっと大事なところですね。

宮岡　ちなみに内山先生は、基本的には病名の告知をされるというスタンスでしたよね。

内山　基本的にはそうですね。

宮岡　告知の弊害というか、告知によって本人がそれに変に納得しすぎてしまうということはあまりないですか。「自分は発達障害だからできなくて当然だ」みたいになってしまわないかと気になっているのですが。

内山　それは論理的にはありえますが、実際にはそんなに多くないと思います。

【ケース⑦ 失敗すると落ち込みが激しいＡＤＨＤ患者】

注意力や集中力の障害で不安や憂うつ感を呈する人に薬は必要か

宮岡　ＡＤＨＤの症例についてはいかがですか。

内山　僕のところに、成人期でＡＤＨＤを主訴に来る人はいますけど、僕にはＡＳＤを合併しているように見えてしまうんですね。ＡＤＨＤプラス摂食障害とかの人もいます。たぶんＡＤＨＤだけという人は普通のクリニックに行って、お薬をもらっているんじゃないかなと思いますけれど。どうでしょうね。

宮岡　私のところには、子どもが健診でＡＤＨＤと言われて、奥さんに「『あなたもそうなんじゃない？』と言われた」というお父さんが来ました。

その人は、最初にかかったクリニックでＡＤＨＤと言われて、ストラテラ✽が処方されていました。何か仕事に集中できないということがあって、障害者枠で別の会社に就職して、今はなんとか仕事ができています。

一方で、その人は不注意とか、忘れ物とかでうまくいかなかった時に落ち込むんですよ。それで私のところに紹介されてきた時には、ストラテラと一緒に抗うつ薬

✽ストラテラ
一般名＝アトモキセチン

が出ていたのです。

内山　落ち込むから、なるほど。

宮岡　クリニックの先生は、確かに落ち込むから抗うつ薬を処方したわけですが、その人は普段からそんなに明るいタイプではないということもあって、抗うつ薬はやめたんです。抗うつ薬はそれほど悪さもしてなかったと思うのですが、私が気になるのは、こういうタイプの人に対して、注意力や集中力の障害のためにうまく環境に適応できず、二次的に不安感や憂うつ感を呈して抗うつ薬や抗不安薬が出ている場合です。抗うつ薬や抗不安薬は興奮させるという副作用もありますから、どこまで使っていいのかというのは、多少指標みたいなものがあったのかなと思いますが。

私は明らかにADHDだというケースには抗うつ薬は使わないで、言葉による環境指導だけでいいとは思っているんですけどね。

内山　その人の落ち込みというのは、うつ病の診断基準を満たすほどの落ち込み方だったのですか。

宮岡　そういうような落ち込みじゃないと思ったのです。

内山　たぶん、そうじゃないんでしょうね。

宮岡　私が診るようになってからもちょっと調子が悪いという程度で、うつ病の診断基準を満たすような落ち込みはないですね。でも、この頃はちょっと調子が悪いと医師は薬を使いますからね。

内山　そうですよね。それは、精神科全体の問題ですね。

宮岡　私が診ているＡＤＨＤで一番典型的なのはその人です。

内山　なくしものをしたり、忘れ物をしたら、ふつう誰でも落ち込むじゃないですか。

宮岡　けっこう落ち込みますよね。

内山　当然ですものね。

【ケース⑧　抗不安薬を処方されていたADHD患者】

薬でもっと不注意になる可能性も併用禁忌や併用注意薬も知っておくべき

宮岡　もう一人、結局、治療がうまくいかなかった人がいます。不安障害という診断で前の先生から引き継いだのですが、忘れ物が多いんですよ。朝、途中まで行ったけど家に戻ってきたとか。部屋の中がめちゃくちゃきたないと言うので「一度家の写真を撮ってきて」なんてお願いをしたこともあります。その人はずっと喘息の治療を受けていて、喘息の薬を服用していたのでADHD治療薬が使えなかった。というか期待される効果と副作用を勘案して、使わなかったのです。完全な禁忌ではないけれど、リスクを冒して使うほどでもないと思って診療していたら、結局、会社を辞めて田舎に帰ってしまいました。薬が出せれば会社を辞めずに済んだとは言い切れませんが、担当医としていろいろ考えさせられました。

　薬については、併用禁忌や併用注意薬はけっこうあるということも知っておいたほうがいいですね。

内山　宮岡先生の前の先生がもう少し生活環境や発達歴を聞いていればADHD的

な側面が見えてきたかもしれないのに、あまり聞かずに不安障害として抗不安薬を出していたという感じですか。

宮岡　そうなっちゃいますね。

内山　薬はベンゾ（ベンゾジアゼピン✿）ですか。

宮岡　その人はベンゾでした。

内山　ベンゾをＡＤＨＤの人に出すともっと不注意になるかもしれないですよね。メモリーは落ちるし、抑制もとれちゃうし。問題なんじゃないかな…。

宮岡　でも実際、ベンゾとＡＤＨＤ治療薬の併用処方の調査をしたらかなり多くいると思いますよ。

内山　そうなんですか！

宮岡　一度きちんと処方箋を調査してみたらいいと思う。

内山　それはちょっと無茶な処方のような気がしますけどね。コンサータは基本的に、不安には禁忌だし。コンサータで不安が生じて、それをベンゾで抑えているとしたらもっと問題ですよね。

宮岡　コンサータはそうでもないのかな。ストラテラは抗不安薬との併用が多いと思いますね。

内山　それはちょっとあやしい処方ですよね。

✿ **ベンゾジアゼピン（系薬）**
短時間作用のエチゾラム（商品名＝デパス）、中期作用のロラゼパム（商品名＝ワイパックス）、アルプラゾラム（商品名＝コンスタン、ソラナックス）、長時間作用のジアゼパム（商品名＝セルシン、ホリゾン）、超長時間作用のロフラゼプ（商品名＝メイラックス）などがある。

宮岡　それなら睡眠導入剤はよいのかとか。

内山　不安だとね。コンサータの副作用で眠れなくなって睡眠導入剤が出ているという人が時々いますよね。あれもどうかなと思うんだけれど。

宮岡　薬をどうするかというのは今一度考えないといけないかもしれない。子どもを診ている先生の中には薬に強くない先生がいるし、それ以前にこのような状態に対する薬の併用についても知見もないし。

内山　そうなんですよ。僕も強くないんだよな。

宮岡　だから製薬メーカーの言いなりになりやすい。ＡＤＨＤ治療薬については、子どもの精神科医が講演などをすることが多いけれど、製薬メーカーの啓発を装った宣伝に慣れていない先生が多いようで、聞いていてヒヤヒヤすることがあります。難しいですね。ＡＤＨＤか不安障害か、診断が違うことによって、治療や支援が変わってくる、それによって薬が変わってくる。

内山　薬はぜんぜん違いますしね。

宮岡　結局、きちんとした診断をつけることが大切だということに尽きますね。

※本章内で紹介しているケースは、実例をもとに性別や年齢などをアレンジした内容となっています。

第6章

大人の発達障害にまつわるエトセトラ

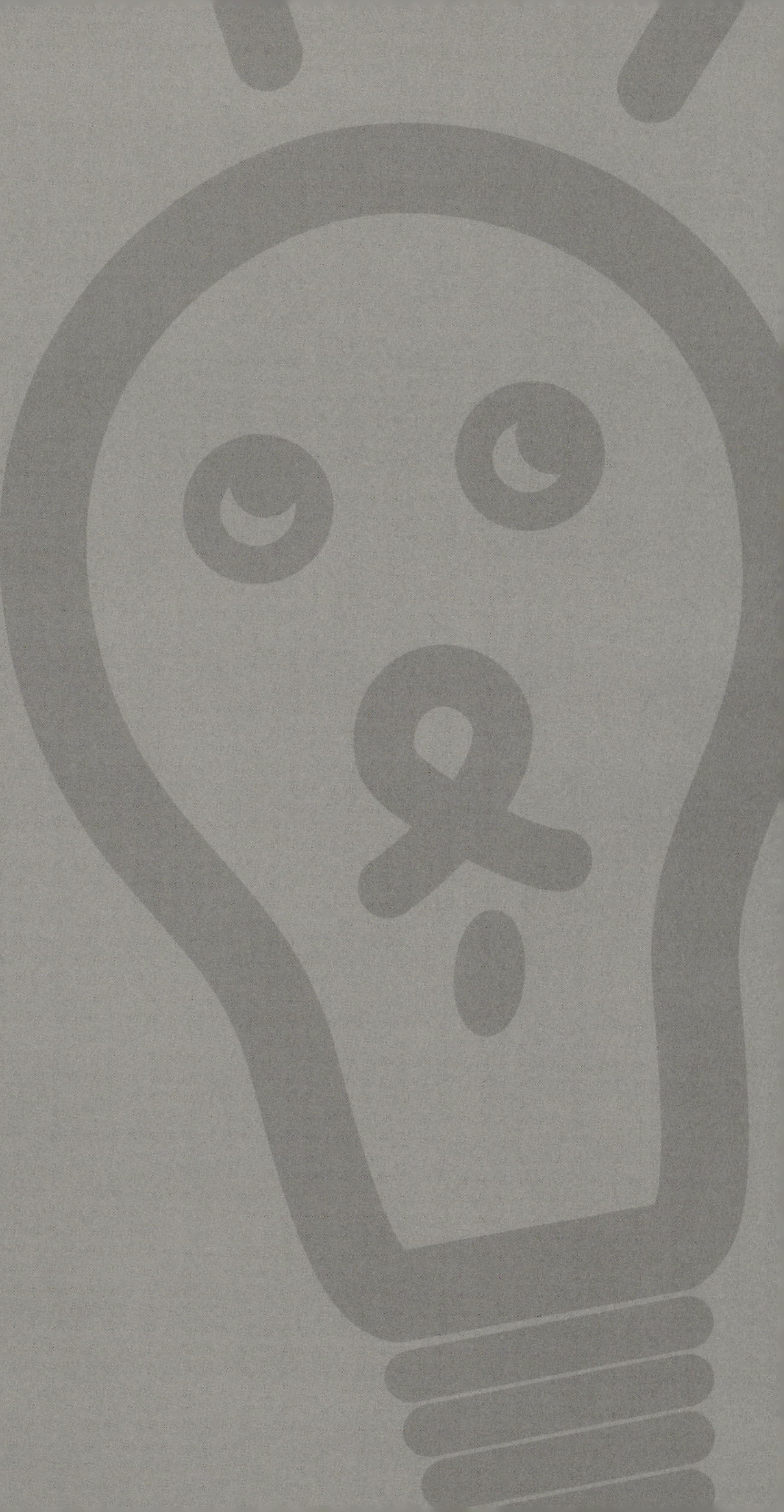

【精神科医間の不一致】

学派や考え方の違いにより診断が異なる発達期の症状が確認できないゆえのばらつきも

宮岡　ここからは大人の発達障害をめぐるいくつかの問題について議論できればと思います。

まず、大人のＡＳＤについては、精神科医間の診断が一致しないという問題があると思います。そうした精神医療の現状について、漠然とでも何か印象をお持ちですか。

内山　ＡＳＤの診断基準はかなり恣意的に解釈されるので、学派や考え方の違いで、診断の不一致は避けがたいものだと思います。

宮岡　今の世の中では、いい加減としか言いようのない診断もはびこっているように思うのですが、それはさておき、十分な知識のある精神科医がきちんとする診断であってもどんな不一致があるでしょうか。例えばコミュニケーションの障害が非常に強調されるようなタイプの診断もあれば、感覚過敏を強調する場合もありますよね。

内山　前にも話したかもしれませんが、例えばASD臨床で有名なのはアメリカのTEACCH*、イギリスのウィングのグループ、ラターのグループ、それからスウェーデンのギルバーグのグループがあります。

　例えば、ラターのグループとウィングのグループのASDの捉え方は、だいぶ違うんです。ラターのグループは狭いし、ウィングのほうはかなり広い。TEACCHはラターのグループに近いです。僕はTEACCHとウィング先生のところの両方に留学していますが、TEACCHに比べるとウィング先生のほうがだいぶ広いです。

　ウィング先生は、社会性の障害やコミュニケーションの障害を広く捉えているのと、こだわりをイマジネーションの障害と捉えるので、例えば物を並べるようなこだわりがない子でも、ごっこ遊びをしないということで診断の視野に入れるわけです。

　DSM-Ⅳ、そしてDSM-5では、物を並べるみたいなはっきりとしたこだわりがある子はわりとわかりやすいので診断に入れています。

　大きく分けて、そういう違いがあるかと思います。

宮岡　大人の場合ですが、子どもの頃にASDの診断がついていてフォローアップされてきたのではなく、大人になって初めて、何かうまくいかなくなって受診する

＊TEACCH
→70頁参照

＊ローナ・ウィング
→70頁参照

＊マイケル・ラター（Sir Michael Llewellyn Rutter）
1933－。英ロンドン大学キングス・カレッジ発達精神病理学教授、モーズレイ病院精神科名誉顧問。

＊クリストファー・ギルバーグ（Christopher Gillberg）
1950－。スウェーデン・イェーテボリ大学教授。発達障害研究の第一人者。96年に発表した論文で、青年期発症の拒食症患者のうちアスペルガー症候群や自閉症様状態を示すものがあったと報告するなど、かねてより発達障害と拒食症の関係について言及してきた。

人がいますよね。

内山　そういう人もいますね。

宮岡　どういう主訴が多いかというと、ASDの方の場合は特にコミュニケーションの問題があって、会社でうまくいかないとか、ちょっと予定が変わるとパニックになるとか、あるいは極端な場合は、例えば会社で機械の音が気になって仕事に集中できないといったようなことが多いのですが、基本的には子どもと同じような特徴的な症状があるということを診断の根拠にしておいていいんでしょうか。つまり、どれが特徴的かによって多少タイプが違うというぐらいの理解でいいでしょうか。

内山　基本的にはそれでいいと思います。ただ、たいていは発達期から症状があるということですね。大人になって初めて出てきたのではなくて。

宮岡　発達期から症状があったということを十分に確認できないために、診断にばらつきが出ているという面はありそうですね。

【発達障害に関する書籍や講演】

精神分析か行動科学か、関係性をどの程度重視するか 著者や演者の考え方の違いは理解しておくべき

内山　最近は発達障害関係で売れている本がいくつもありますよね。

宮岡　ああいうのはマーケティング戦略の勝利みたいなところがありそうなので、本の内容と売り上げ部数はあまり関係がないと思っているのですが、売れる本が必ずしもいい本じゃないから出版は難しいよね。それと医師だけではなくて、心理職、教育関係者や患者さんのご家族なども買われるでしょうし。書籍は論文と違って専門家による内容の審査がないので、専門家間の議論の前に、一般の方に対して、限られた一部の専門家の意見が認められた正しい知識のように伝わってしまうことをいつも気にしています。特に一般の方が手にしやすい本ほど。

内山　一般の方を読者対象にしているような本は読みやすいですよね。平易な言葉を使ってわかりやすいし。

宮岡　読んでみると、そこは自分の考えと違うとか、精神医学の一般的な考え方ではないところがかなり出てきませんか。

内山　けっこうありますね。

宮岡　どんなところの違いが大きいですか。先ほどの診断の不一致のところでも広い／狭いの話がありましたが、私のような立場でみると、発達障害では精神分析とか力動の立場から発達障害を考える先生と、行動科学のような面から論じる先生との違いが大きい気がします。中には著者があまり患者さんを診てないのではないかと疑いたくなる本もあります。

内山　力動系から入って来た先生は、今のアスペルガーなどと出会うと、ああいうふうになるんでしょうね。力動系の先生は関係性や母子関係といった診かたをされることが多いんですが、僕は関係性といった言葉は使いません。母子関係や人との関係性というストーリーには持っていきたくないみたいなところがあります。なるべくある程度の客観性を保って、行動力を記述する。発達という視点は、もちろん僕にもあるんだけれど、認知の発達という診かたを基本にしています。そうすることで適切な支援につながると思っています。

宮岡　私が大学の医局で研修した時期は精神分析が活発でした。今の教室の中で児童を担当しているスタッフはあまり分析的な見方をしないので、よけいその違いを感じているのかもしれません。講演を聴いたり、本を読んだりする時も、演者や著者の立場を理解したうえで、評価するのが大事かもしれませんね。手本となる専門家間で食い違うのは教育や啓発上、大きな問題ですが。ASDを広くとるか、狭くとるかすら本によってだいぶ違います。

精神医学はいまだにあの先生に心酔しているという人がいますが、心酔というのは情緒の問題なので、科学の中では難しいかもしれませんね。

内山　極端なことを言うと、発達歴を書かない発達障害の本ってありえるのかな、と思います。患者の今の表情とか、今困っていること、それと自分との関係性でだけで捉えていいんでしょうか。「こう言ったら患者はこう言った」とか、出会ってからの特徴をメインにした本もありますが、僕が発達障害のことを書くとしたら「自分と出会う前の、幼い頃のことを知らないと症状の評価ができない」ということを書きます。

宮岡　最近は、何か話が通じないとか、こだわりが強いとか、そういう行動の特徴ばかり捉える傾向がありますね。私のところへの紹介も、それだけでASDと診断して、あるいは疑ってこられる場合が多いんですよ。

内山　発達歴が書いてあるケースも記述の仕方が異なりますよね。

私は臨床心理系の大学院に20年近くいて、しかも三つの大学院を渡り歩いているので、いろいろなケースカンファレンスに参加するのですが、力動系の指導を受けている大学院生のケース記述は大体共通しています。

ＡＳＤの特性、例えばジョイント・アテンションの指さしが何歳で出現したか、視線の追従があったか、1歳の時に同年代の他児に関心があったか、感覚過敏があったかなどはあまり書いていません。ＡＳＤ特性としては物へのこだわりなど古典的な徴候程度しか記載がない。発語が何歳で歩き始めが何歳かといったことは書いてある。でも高機能ＡＳＤの場合はこうした母子手帳的な記載ではあまり特徴がわかりません。問診する時間がないわけではないんですよ。毎週1時間セラピーをしていて、カンファレンスに出してくる資料は長文。毎回のセッションでどんなやりとりをしたかは詳細に書いてあるのに、発達歴は始歩や始語、ハイハイの月齢など伝統的な心理療法の報告になっているんです。親に会ってもいないのに発達障害としているスクールカウンセラーの報告もありました。

力動系から入ってきた先生というのは、こういうケース記述が多いような気がするんですよ。発達障害も、自分と出会ってからの環境、自分と出会ってケースから聞いた、過去のいろいろなことを書いているんだけれど、客観的に何歳の時はこうだったとか、そういうことはあまり評価しない。だから、過去の発達と現在とがつながっているということよりも、自分との関係の中で記述している。

宮岡　ああ、なるほど。自分との関係の記述が強くなっちゃうわけか。

内山　その関係性の評価のなかで、やっぱり偏りがあるとか、社会的に問題があるとか、そういうことは書いてあるんですけれど。これを僕が記述したら、自分と出会う前に、ほかの子とどういう関係があったかとか、そういうことのほうが重要な情報として扱うので、その点はだいぶ違うと思います。

宮岡　だからやっぱり大変なんですよ。意見が対立しそうなシンポジストを選んで、学会で討論するとかすればいいのに。若い先生たちに、「ああ、そこが違うんだ」というのがわかるような場を設けたほうがよいと思います。先日大人の発達障害について書かれた本を読んで「これほどＡＳＤを広くとったら、かなりの人がそう診断されるし、かえって適切な治療や対応につなげるために診断するという診断の意義が薄れる」と教室で議論しました。比較的力動的な立場の執筆者だったと記憶していますが、「自分との関係性」の中で評価するにしても、それによって診断が狭くなるとも言い切れないんでしょうね。

内山　過剰診断なのか、過少診断なのかという話がありましたけど、僕に言わせれば、過剰・過少と言う前に「不適切診断」なんです。中には診断根拠が書いてないものすらありますから。

宮岡　過剰診断の多くは不適切な問診によるものなんでしょうけどね。

内山　だから自分との関係性で診ていく。普段、発達障害以外の臨床をずっとやっていた先生は、発達障害を診てもやっぱり自分との関係性で診ていくんだなという

✿過剰診断なのか、過少診断なのか
→2頁参照

感じがします。

宮岡　関係性というキーワードを中心に「立場によって診かたがこれだけ違うよ」「これでは大事な論点が抜けそうになってるよ」というのは言っておかないといけないですね。

内山　発達障害に関しては完全に間違っていると思うような話もある。もともと力動系の先生は、診断のことを重視しない傾向にあるのかなという気がします。

宮岡　その傾向は確かにあるかもしれませんね。

内山　重視しない立場はそれでいいんだけれど、発達障害という言葉を使って議論し出すから話がややこしくなるわけで。だって発達障害、つまりＡＳＤやＡＤＨＤは診断カテゴリーですよね。発達障害の基本は認知障害であることは間違いないのに、母子関係や関係性で診ていくのはなんか整合性がとれない気がするんです。例えば視覚障害の人でも母子関係などに問題がある人もいるけれど、まずは視覚障害の部分をどう支援するかが基本ですよね。発達障害も基本の認知障害の支援を中心に議論したほうがいいと思うし、逆にそうしないのではあれば発達障害という診断をつける意味は何だろうという感じなんですよね。

宮岡　診断を重視しないという診かたは心理職と話していても強く感じることがあります。

内山　親和性があるかもしれませんね。

宮岡　私の大学では心理の修士課程の実習を引き受け、また相模原市では定期的にスクールカウンセラーと合同カンファレンスをやっているのですが、心理職の教育って偏りがあるなといつも感じています。

内山　確かに偏りがありますね。公認心理師*という国家資格ができて、もうちょっとバランスが取れてくることを期待したいですね。

宮岡　精神科医同士、あるいは児童精神科医同士の意見の違いも重要なテーマですね。若い先生が誰の下で勉強するかによって、まったく異なる精神医学を身につけてしまう、ひいては発達障害の考え方も異なってくるという現状が気がかりです。

内山　精神分析家の先生の発達障害論っていうのは、精神医学の中でももっと議論が必要ですね。イギリスでは認知派が多くて、臨床心理も多くが認知派で、MRIや脳波などをやっている人も多くがクリニカルサイコロジストです。バロン＝コーエン*もウタ・フリス*も心理だし。僕の師匠のウィング先生は医師だけれど、TEACCHやローナ・ウィングセンターで教えてもらった先生はみなクリニカルサイコロジストでした。日本とはだいぶ違います。

宮岡　日本の臨床心理士の制度というのが、特定の団体が認可する資格という形で長く続いてきたというのが影響しているのかもしれません。もう少し透明化されて

* 公認心理師
→71頁参照

* バロン＝コーエン
→74頁参照

* ウタ・フリス（Uta Frith）
1941–。英ロンドン大学認知神経科学研究所名誉教授。自閉症の認知神経科学研究で有名。

いて、外からの目が入っていれば、違った発展を遂げたかもしれないですね。かなり閉鎖的に見える。

内山　そうなんですよ。

宮岡　心理職の方と話していて思うのは、指導教官の専門が偏っていて、それ以外のことをあまり学生に教えていないのではないか、ということです。

内山　そういう傾向はあるかもしれませんね。

宮岡　それと、卒業後の生涯教育のシステムがないんですよね。

内山　研修会に出るぐらいでしょうか。医師のように教育病院というのがないから、みんな自分でやっているわけですよ。

宮岡　だから、スクールカウンセラーに「何かあったら誰に相談してるの?」と聞くと、卒業大学の研究会へ行って、上の先生に話を聞いてもらっていますというレベルだったりするんですね。

それにしてもＡＳＤやＡＤＨＤは、20年くらい前はこんなに言われてなかったですよね。もともとは子どもで、その時の行動や発達状況を聴いて診断する病気でした。それがなぜ、今この時期にこんなに、発達歴ではなく現在の行動特徴、「コミュニケーションの下手な人」とか「こだわりの強い人」とかで発達障害と言われるようになったのか。精神医学史をたどるうえで、非常に興味深いケーススタディかもしれません。医療機関や製薬メーカーの利益や社会の要請とどう関係してるんだろうかというのも気になる。私自身、この歳になっていろいろ診ていると、いくつかの病気について「どうしてこんなに広まってきたんだろう」と、あやしい広がり方にどうも納得がいかないみたいなことがあります。

内山　日本特有の部分がありますね。

宮岡　そうなんでしょうね。

内山　ＡＳＤに関しては、日本でもバッと広まった。なぜだろう。

宮岡　逆に、外国ではすごく広まっているのに、日本ではもう一つ広まらない病気は何だろう、とかね。

内山　ああ、確かに逆もあるかもしれません。発達障害の場合、海外のほうが使える薬が多いですよ。ＡＤＨＤの薬はたくさんあって日本のほうが少ない。

宮岡　国ごとの違いも検討する必要がありそうですね。

【診断の不一致】

明らかにASDと思われるケースを愛着障害やPTSDという先生も

宮岡　大人のASDの場合、子どももそうかもしれませんが、すべての人にASD傾向というのがあって、その傾向の強さが0から10まであると考えられます。ASDと診断するというのは、どこからを病気とするか、3と4の間で区切るのか、8と9の間で区切るのかということですよね。だから「診断の不一致」について議論するのはそれなりに難しいと思うのですが、子どもの場合はどうなんですか。

内山　子どもと大人の不一致が違うというのは…、どうかな。

宮岡　大人の場合はおそらく子どもよりもっとひどいような気がするのですが。

内山　大人の場合の問題点は、情報源が少ないということですね。本人が提供する情報しかないことも多いので、情報の分散は大人のほうが大きいだろうと思います。あと大人の場合は自分で情報を修飾してしまっていますので、非常にわかりにくいところがあります。

宮岡　それと大人のほうが鑑別すべき疾患や状態が多いのかもしれません。子どもの場合は、例えば3人ぐらいの先生が面接場面を見て診断したら、それほどずれないですか。

内山　いや、ずれると思います。僕はウィング系だから広いと思いますが、一方でもっと狭い先生もいますから。

宮岡　狭いというのは具体的にどんな感じですか。

内山　僕らがＡＳＤというケースを、別の学派ではＡＤＨＤと言ったりする可能性があります。先ほども触れましたが、どこの系列かで、だいぶか多少かわからないけど違うかな。精神分析系の先生はけっこうＡＳＤは狭いです。

宮岡　狭いですか。

内山　狭い。一緒にカンファレンスをやると、僕らのグループのみんながＡＳＤと言ったケースを、その先生は「これは発達障害ではなくてトラウマだ」と言われて、これはだいぶ違うなと思ったことがあります。

宮岡　トラウマということはＰＴＳＤですか。

内山　ＰＴＳＤとか愛着。トラウマにかかわる反応性愛着障害✻。実際にカンファレンスをやると違いがわかります。児童精神医学の専門家とされる先生の中でもかなり意見が異なることがあります。

宮岡　トラウマや愛着の視点で捉えるか、ＡＳＤと捉えるかは、まだ子どもで議論

✻ 反応性愛着障害（reactive attachment disorder）

しないと難しいですね。内山先生は広く捉える立場なんですね。

内山 僕はけっこう広いと思いますよ。でもかつて非常に狭く捉えるべきと言われていた先生もいます。僕らが典型的なＡＳＤとするケースを、非定型と捉えるような。僕らの思っている範囲ではその先生が一番狭い。一つの大学の中でも違う考え方の先生がいるという印象です。

宮岡 なんか絶望的（笑）。

内山 ここだけの話ですよ（笑）。

宮岡 まだ子どもの議論は先生方が言ってくださっているのですが、大人のほうはいろいろな人が専門家のような顔をして違うことを言うので、専門家間の議論がないうちに一般の方に伝わってしまう傾向があります。

例えば愛着障害と診断をされるのと、ＡＳＤと診断されるのとでは対応が違ってきますよね。それぞれどんな対応になるのですか。

内山 愛着障害だと遊戯療法✲や親子カウンセリングとかになってきますよね。

宮岡 愛着障害の場合の診断基準は何ですか。

内山 ＤＳＭ-５にもあります。反応性愛着障害と脱抑制型対人交流障害がありま す。

宮岡 愛着障害やＰＴＳＤの診断は主に後天的な環境の影響を重視、ＡＳＤは生ま

✲ **遊戯療法**
言語発達の未熟な子どもが遊びを主な表現手段やコミュニケーション手段としている特性を生かした精神療法。

れながらの要因が環境の影響を受けるという感じですよね。これは疾病観の違いでもあるし、治療の考え方も違ってくるでしょうね。愛着障害やＰＴＳＤと診断する場合は、生まれながらの素因はあまり言わないですか。

内山　言わないです。

宮岡　内山先生が前に言われたように、「一番近いのは認知症」*というのは、生まれながらに持っている要因で起こる脳の変化と、その変化の下、環境に適応を図る時どういう症状が出るかという視点を提示している点で重要と思いますが、なかなか受け入れにくい人もいるでしょうね。

内山　いますね。愛着障害やＰＴＳＤに一番近いのは何だろう。昔の神経症かな。

宮岡　やっぱりそっちへ行くんですね。

内山　児童精神科医の中でもこれだけぐちゃぐちゃなのだから、大人の先生から見てわかりにくいのは当然だと思います。でも、イギリスはそこまでぐちゃぐちゃではないと思います。というのは、精神分析派はイギリスではほとんどいなくなってしまっていて、タビストック*ぐらいしかいないからです。

宮岡　そういう意味では、大人のほうは曖昧な議論を背負っているだけで、そんなにこだわりのある人はまだ多くないので、あんまり議論にもならないですけどね。子どもの精神科医の先生方がもっと大人を診たら、精神医療全体の見方が変わって

＊一番近いのは認知症
→40頁参照

＊タビストック
(Tavistock Institute of Human Relations)
タビストック人間関係研究所。精神病理学、臨床心理学の分野で著名なタビストック・クリニックのエリオット・ジェイクスらにより1947年にロンドンで設立された。

くるかもしれませんね。それにしても、現状は深刻ですね。

内山　深刻だと思います。だけど、今の児童精神科医の間ではどちらかというと、ウィング系の人が増えていると思います。

宮岡　ＡＤＨＤの場合も子どもでの不一致は大きいですか。

内山　ＡＤＨＤは症状がかなり外在化されていますので、ＡＳＤよりは一致しやすいと思います。チェックリストを付けてもＡＳＤほどにはバラつきはないです。

宮岡　ＡＳＤとＡＤＨＤの合併になってくるとまたちょっと違ってくるけれど。

内山　それはまた、違いますけどね。

宮岡　大人になってからはじめてＡＳＤあるいはＡＤＨＤと診断された方で、両方の合併と診断すべき状態のイメージが私の中にあまりありません。子どもの頃から両方の特徴的な症状を持っていた人はいますが、かなり症状が強いので、大人になるまで見過ごされることは考えにくいです。合併と診断する手がかりについてお考えはありますか。

内山　こういう人は知的に非常に高い方か、穏やかな女性が多いように感じています。不注意があって対人関係が苦手でも、成績の良さでカバーして大学まではなんとかやってきたけれど、卒業後、企業でマネジメントや対人関係の負担が増えて受診する。女性の場合は、学校では大人しくて目立たず、多少の不注意があってもそれほど問題にならなかった人が、結婚後に育児の負担で家事や仕事が回らなくなって抑うつ状態になったりして受診する人が多いように思います。

成人期になっても不注意があって、なおかつそれが原因でクリニックを受診する人は、私の経験ではＡＳＤ特性も合わせて持っている人が多いように思います。ＡＤＨＤ症状は自覚しやすいので、それが受診につながるのだと思います。確かにＡＤＨＤ症状はあるのですが、軽度ではあっても背後にＡＳＤ特性があることが多いです。

【診療の所在】

診断をした医師は治療もする医師であるべき

宮岡　前回の対談でも言いましたが、私のところに「この患者さんは発達障害だからうちでは診られません」と堂々と紹介状を書いてくる精神科医がけっこういるんですよ。

内山　そういう話でしたね。

宮岡　患者さんに対して「あなたは発達障害だからうちでは診られません」と言う先生もいて、その程度の理解しかない精神科医は、辞めてもらったほうがいいとしか言いようがない。

内山「発達障害は治らないから私は診ません」と大御所の先生がはっきり書かれていたのを読んだことがあります。

宮岡　堂々と「発達障害は診ない」と言っている精神科医がいるんですよね。

内山　診ないことはあり得ないですよね。気づいていないだけでもう診ているはずです。「発達障害の軸を入れたほうが実は診やすくなるよ」と僕は言いたいんだけれど、確かに「診ない」という人がいますよね。「そんな概念は間違っている」と患者さんに言う先生もいるらしいし。

宮岡　だから精神科医間の不一致は問題なんですよ。

内山　患者さんが困ります。

宮岡　私が大人の発達障害に興味を持った出発点は、治りにくい抑うつやアディクションの人を診ている中で、いわゆる従来の精神科診断学ではしっくりこないなと思っていたところに、「発達障害は大人にもある」というのを教えていただいて、目からウロコが落ちたみたいな感じだったんです。「ああ、そういう目で見たら、この人、治らないにしても、精神科医として診られる」と思える。だからASDとADHD、特にASDは、どんな精神科医でも常に頭に置いておくべきだと思うのです。「うつ病はうちで診られるけれど、発達障害はうちでは診られない」という発想自体があり得ないですよ。

内山　あり得ない。僕もそう思います。逆に、うつ病などを丁寧に診れば診るほど、発達障害という概念が必要になってくるのです。

宮岡　そうなんですよね。「どうして抑うつになっているのだろう」と考えて、「妙にしっくりこないね」というところから、この人の思考ってどうなっているのだろうと思うはずなんだけれど。

内山　ＡＳＤがあるのとないのではぜんぜん認知機能が違うし、コミュニケーションも違うから、精神療法の反応も違ってくるはずですよね。だから大人の精神科医にとっても、今や発達障害はマストだと思うのです。

宮岡　大切なのでくり返しますが、操作的診断基準や構造化面接によると、一方的に質問して答えだけを評価するので、微妙な相互性がないんです。

内山　そうそう、ないんです。

宮岡　だから「あれっ？」とも思わないというか、医師側の「私のペースで答えてね」になってしまうからうまくいかないのだろうなという気がします。これは、ＤＳＭのような操作的診断基準の弊害がかなりあるような気がします。

内山　弊害は大きいです。

宮岡　あと困るのは、発達障害の診断・告知だけをして、「治療は他の病院でしてもらいなさい」と言って紹介してくる精神科医です。

内山　これは困りますよね。

宮岡　で、来てみたら、実は診断が違うということがある。

内山　もっと困りますよね（笑）。

宮岡　これ、けっこうあるんですよ。

内山　あるでしょうね。大学病院の先生は大変ですよね。

ポイント
- ＡＳＤの有無で認知機能もコミュニケーションもまったく違う
- 一方的に質問して答えだけを評価する操作的診断基準と構造化面接では微妙な相互性がない

宮岡　もっと極端な場合は、障害者手帳や自立支援医療まで、その病名で出ている。これは「わからない」「診られない」という医師よりもっと対応が難しいように思います。

内山　宮岡先生はそういう場合にはどうしていますか。

宮岡　私は「診断した医師＝治療する医師である」「治療する人が診断しなさい」としか言いようがないのかなと思っています。転院を希望して来られた患者さんの病名を、前医と違うと考えた場合、通常は丁寧に説明し、自分が考える病名と対応をお話しするようにしています。

内山　僕も、診断と治療は一貫していないといけないと思いますね。特に発達障害の場合はそんなに緊急性がないという点もあるけれど、ひとまず診断して治療して、その反応を見ながらでないと確定診断にいきにくいですよね。だから診断と治療というのは一つの過程、プロセスだと思うのですよ。

宮岡　例えばステージ2の乳がんという場合は、ある病院で診断されて、治療から別の医師が引き受けても比較的やれるわけですよ。精神医学もそっちに近づけないといけないだろうと思うけれど、発達障害は疾患概念がまだぜんぜんそのレベルまで成長していない。薬の有効性が期待できる統合失調症やうつ病はまだ少しましです。この診断の不一致はかなり考えないといけない点だと感じています。

ポイント
- 発達障害は治療をして反応を見ながらでないと確定診断に行きにくい
- 診断した医師＝治療する医師。診断と治療は一貫していなければならない

内山　そうか、なるほど。がんでステージ2といったら、手術やケモテラピーとか、だいたい治療方針が決まりますよね。それは医師によってそんなに大きな差はないですよね。

宮岡　だから急に遠くへ転居するとなってもそれほど困らない。

内山　なんとかなりますよね。

宮岡　それこそが科学のあるべき姿というか、求める姿だと思う。できたら診断は最初に評価者間で割れないようにつくのが理想ではあるのです。でも現実はなかなかそううまくはいかないし、無理して診断名を告知すると、それがその後の精神療法に影響します。病名告知の副作用とも言えそうです。

内山　そうですね。今の発達障害の診療レベルは「ステージいくつだから、こう」というところまでいっていなくて、極端な言い方をすれば、診断した医師が手のつけやすいところから手をつけていくしかない。

宮岡　そういうことです。まあどうしても転居などで別の医師が診療に当たらざるをえない時は、医師同士が患者さんの同意を得て、電話などでよく意見交換しておく必要がありますよね。

内山　だから僕が診断して、自分が手のつけられるところから手をつけていくわけです。抑うつだったり、親との関係だったり、ケースバイケース。手のつけられるところから手をつけるしかないわけですよ。そもそもすごくホリスティックな障害で、社会性全部がからんでくるので、「自分ならこの人のここに手をつけられるよ」というところから手をつけていくしかないんです。

例えば治療の途中で患者さんが引っ越すことになったら、たぶんその引っ越し先の先生がまた一からやり直すしかないのだろうという気がするのです。残念ながら、それくらい未熟な領域ではあるのかもしれない。

宮岡　ただ、手をつけられるところから手をつけようとするから、発達障害、例えばASDを合併しているうつ病に対しても、手をつけられるのはうつ病だからといって薬をどんどん使っていくような精神科医が出てくるという問題もある気がするんですよね。

内山　そうか、それはまずいですね。

宮岡　なおさら治りにくいうつ病になってしまう。

内山　結果的にそうですね。

宮岡　どんどん薬を上乗せしたり、薬をとっかえひっかえやってみて、症状が改善しないと、発達障害の合併と考える精神科医がいます。これも前回話しましたけどね。また、本当に発達障害が合併しているのに、うつ病だと言い張って、うつ病の治療ばかりする精神科医もいると思います。

内山　ああ、そうですね。

宮岡　それで治せないと発達障害のせいにする。自分が精神科医としての能力が足りない言い逃れに使っている。うつ病の治療もきちんとしていないわけです。サイコソーシャルな対応だけではなく、薬物療法すら教科書通りにしていないこともあります。だから治らないのに、ちょっとコミュニケーションが下手みたいなところを見つけて「発達障害の面での治療は可能でしょうか」と紹介状を送ってくるんですよ。

内山　それで安心しちゃうんですかね。発達障害のせいにしているわけですね。

宮岡　そう。発達障害のせいにして自分の能力のなさを棚上げにする精神科医みたいなね。それも発達障害の見かけの数が増えている要因かもしれません。このあたりは精神医学にもう少し、きちんと「大人の発達障害学」を入れていかないといけないと思います。

内山　そうですね。今、就労・移行支援の事業所がたくさんできて、受給者証なり、障害者手帳があると、事業所はお金になりますよね。だから「診断書をもらって来なさい」と言うわけですけれど、その事業所が本当にちゃんとした支援をしているかというと、あやしいところが山ほどある。医師は、そういう変なところに利用されないようにしっかりとした診断書を書く必要がありますよね。

宮岡　最近は病気の診断書を簡単に書いてくれる先生のところに患者さんが集まりやすいという話も耳にすることがあります。一時、うつ病がそうでしたよね。「うつ病」という診断書を出してくれるクリニックが繁盛して、きちんと診断するクリニックは閑古鳥が鳴いているなんて言われていました。

内山　患者さんも企業も助かりますもんね。だからそこはよくないんだよな。いろいろなサービスプロバイダーが山のように出てきて、それを誰がナビするかというのは、まったくないんですよ。発達障害にはケアマネジャーのような存在がまだいないので。

宮岡　発達障害という診断が、医療機関や医療周辺産業の収益性につながるようになると、ますます事態は複雑です。

内山　まさにそうなんですよ。

宮岡　発達障害に限ったことではありませんが、サポートしすぎな支援団体もあるんです。もう何年間も支援団体に援助を受けているような患者さんにはもう少し「援助と自立を促す」という部分のバランスをうまく取ってほしいし、医師ももっと責任をもって介入してほしいと思います。

ＡＤＨＤは治療薬が増え診断閾値が下がった？ 副作用の少ない薬を漫然と使い続ける危うさ

宮岡　ＡＤＨＤと診断されている患者さんがすごく増えてきた気がします。その背景に、認可された治療薬が増えて、患者さんの期待が大きくなって受診される方が増えたこと、それだけでなく、薬を出すことは収益につながるので、医師が診断閾値を下げているのではないかと感じることもあります。

内山　明らかにあります。

宮岡　それをどうしたらいいかというと、結局、「もっとちゃんと診断しようよ」と。それからもう一つ、「効かなかったら薬をやめようよ」だと思うんです。

内山　その通りです。

宮岡　ところが副作用がない薬ほど安易に使われ始めて、続けられる傾向がありますす。コンサータ✽よりも副作用がないようにみえるストラテラ✽でその傾向は強い。副作用が少ないとされる薬は売れるんですよね。効果のしっかりしている薬のほうが、一般的に副作用も強いはずです。本当に効く薬は効くか効かないかがはっき

✽コンサータ
一般名＝メチルフェニデート

✽ストラテラ
一般名＝アトモキセチン

りするから、だらだら飲まないんですよ。

内山　効かないから、ずっと飲んでいる人もいますものね。

宮岡　います。ASDは薬物療法があまり効かないからそんなにはしないと思うのですけれども、エビリファイ*が18歳で認められましたよね。

内山　そうです。

宮岡　エビリファイは抗精神病薬の中では副作用が少ないように見えやすいんですよね。だからこそ、だらだら使うケースが出てくるんじゃないかというのを心配しているのです。あれが違う薬だったら効果と副作用を勘案しやすかったかもと思うのですが。

内山　副作用が出やすい薬はありますからね。

宮岡　副作用が出れば医師がもっと考えるから。副作用が少ない薬の危なさというのは、強調しておかないといけないかなと思います。

ある病的状態に対して、薬物療法で対応しようとする考え方を薬物療法化ということがあります。かつてうつ病は精神療法と薬物療法をどう絡めて治療するかと考える病気であったのに、最近は抗うつ薬が中心のように言われるようになったのもその一例でしょう。ASDやADHDでも同じことが起こりつつあるように思えるので、薬の本当の必要性をよく吟味すべきですよね。

*** エビリファイ**
一般名＝アリピプラゾール

ポイント
- 薬の必要性をもっと吟味すべき
- 副作用が少ないとされる薬は売れるが、ずっと飲み続けになる危険性も
- ASDやADHDもうつ病のように薬物療法で対応しようとする考え方（薬物療法化）になりつつある。必要性を吟味すべき

さらに最近は、医療機関や医療周辺産業が収益性を重視して疾患の範囲を広げて治療対象としているかのようにみえることがあって、こうした動きは医療化と呼ばれます。身体疾患寄りの病態では、機能性ディスペプシア、過敏性腸症候群、線維筋痛症、更年期障害などで時々言われますし、精神疾患ではやはりうつ病やＡＤＨＤがよく話題になっています。精神科医にとって今は試練の時期かもしれませんね。

ポイント

- 疾患の範囲を広げて治療対象とする医療化がうつ病だけでなく、ＡＤＨＤでもみられる

【医療化にまつわる諸問題②　薬の適正使用】

子どもの場合は成長に影響も？ 長期的な副作用の可能性も考慮

宮岡　最近はＡＤＨＤの診断年齢を高めていると聞いていますが、そのあたりも薬剤と関係があるのでしょうか。内山先生のお考えをお聞かせください。

内山　ＡＤＨＤが12歳までに症状があるというのは、いいのか悪いのか微妙ですよね。ＤＳＭ-Ⅳだと7歳未満だったのがＤＳＭ-5では12歳未満になりましたが、小学校6年生で初めて多動になる子なんているのかなと思いますけどね。

宮岡　その症状は続かなくてもいいのですか。それとも、子どもの頃から続かないといけないのですか。

内山　どこにも何にも書いていないです。その時に症状があればいいんです。

宮岡　極端にいうと10歳から出てもいいことになる。

内山　そうです。だから10歳発症のＡＤＨＤとか、いるかもしれないです。

宮岡　それは「相当問題である」と指摘していいでしょうか。

内山　そうですね。あまり拡大してもいけないでしょう。アメリカはもともとそうだけど、拡大しすぎですよね。製薬メーカーもからんでいるのかもしれませんね。

宮岡　そうなんですか。もうちょっと触れたいけれど、あんまりデータがあるという問題じゃないものね。

そもそもエビリファイのような抗精神病薬はＡＳＤの易怒性には確かに効くんでしょうか。

内山　適応があるエビリファイに限らずメジャーは効くと思いますけれど、なぜエビリファイとリスパダール✻だけ適応なのかというのは不可解です。

宮岡　治験をやる気があるかという会社の考えが関係しますからね。

内山　そういう理由ですよね。

宮岡　私が再度強調しておきたいのは、薬のやめ時です。抗うつ薬など精神科の薬の治験ではやめる時期の検討をしていないんですよね。

内山　していないですね。

宮岡　くり返しになりますが、効かなかったらやめる。あるいは効いたらどのくらいの期間を続けてやめることを試みるのか、という話がもう少し出てこないと、薬の適正使用にはならないんじゃないかなと思います。

内山　そうです。最初からやめ時を考えて処方しないといけないですよね。

宮岡　薬物療法で一番大切なのは「漸減、中止する時を考えて処方せよ」というこ

✻ **リスパダール**
一般名＝リスペリドン

とですよね。

内山　子どもの場合、親も教師も薬をやめることを嫌がるし、大人の重度の人の場合は施設の職員が嫌がります。高機能で仕事を持っている人の場合は、本人はやめたいと思っていても家族が嫌がる。「もうやめていいんじゃないですか」と言うと、家族が「心配だから続けたい」と言います。

宮岡　内山先生が今子どもの場合のお話を少ししてくださったのでちょっと触れておこうと思うのですが、私が気になっているのは18歳ぐらいまでの人への投薬です。向精神薬の成長への影響というのはあんまり研究がないんですよね。

内山　認可される段階ではまったくないですよね。後付けでリタリン＊などいくつかあると思いますけれど、少なくとも認可される時にはまったくないですね。成長まで考えると10年ぐらい時間がかかりますからね。

宮岡　そのあたりはなかなか難しいですね。

内山　さすがに治験を10年間もやるわけにはいかないから、仕方がないといえば仕方がないのだと思いますが。

宮岡　長期的な副作用の可能性をきちんと説明していないですよね。わかっていないことは「わかっていない」と説明すべきですよね。

内山　そこは大切ですよね。

＊ **リタリン**
一般名＝メチルフェニデート

宮岡　もし成長に影響があるとしたら具体的にどんなことがありえますか。
内山　成長停止や思春期早発などが考えられます。思春期早発の場合はわかりやすいかもしれないけど、思春期遅発はわかりにくいですよね。
宮岡　ひょっとしたら10年後の知能指数を見たら違うとか、そういうこともありえないことではない。
内山　立証されていません。立証するにはコホートをつくって、ずっと薬を飲ませるしかないので、現実的には難しいんですよね。
宮岡　大人でも抗うつ薬を長く使っていると認知症になりやすいという論文がありますよね。似たようなことが起こる可能性は十分あると思うんですけれど。
内山　ありえますよね。
宮岡　非常に長い期間の臨床試験が難しいのは事実ですから、データがないことをきちんと説明することが必要だと思います。

【就労支援やデイケア】

民間参入が活発化
手厚い支援が自立の妨げになる場合も

宮岡　最近はデイケアやリワークなどの支援も充実してきましたね。

内山　そうですね。でもそれにもいろいろなケースがあって、放課後等デイサービスは非常に大きな問題になっています。制度設計の問題があったと思います。

宮岡　どういう感じなんですか。

内山　1割の自己負担で子どもをデイケア的なところに預けるシステムなんですけれど、子どもを集めてビデオだけ見せておくとか、ひたすら昼寝させるとか、そういう業者がたくさん出てきて、クリニックにも頻繁に勧誘に来ます。

宮岡　業者がだいぶ入っているわけですね。

内山　入っていますし、中には「ナイトケアのほうが寝かせておくだけだから儲かる」と勧誘に来るんです。今、厚労省がそれは厳しくしたんだけれど、要するにお金になるといろんな人がやって来るという典型例です。

成人の場合は就労支援ですよね。就労支援会社が数多く出てきて発達障害を対象にしている。

宮岡　就労支援の会社が出てきたり、デイケアが増えたり、入院ベッドが空いてくると入院させて検査したりと、医療機関あるいは支援機関のような医療関係産業の利益と微妙に関係する面はありそうです。でもこれは適応を厳しくしたらいいとも言えないので、医師への提言として「きっちり診断して、自信をもって治療方法を選択しましょうね」としか言いようがないですかね。

内山　それにプラスしてそういう支援会社との連携が必要ですよね。そこで、医師としてできることはクオリティ・コントロールに参加することです。例えば海外では教育系を中心にofsted[✽]という監査機関がありますし、医療機関にはCQC[✽]という監査部門があって、サービス内容をかなり細かくチェックしています。

　日本にももちろん監査はありますが、中身のチェックまではしていないですから、そういうチェック機能の必要性をもっと訴えていく必要があると思います。

宮岡　日本の医療機関の評価は難しいですね。

内山　医療機関評価機構の審査を、開業医にもやっていくという話があるようですね。先生も管理職だからご苦労されているのかもしれないけれど。

宮岡　発達障害の人を対象にしたデイケアについては、あまり感心しない話を聞くこともあります。

✽ ofsted（Office for Standards in Education, Children's Services and Skills）
英国政府のnon-ministerial departments（非大臣省）の一つ。1992年設立

✽ CQC（Care Quality Commission）
クオリティ・コントロールセンター

内山　発達障害の人はある意味で素直ですから、来てもらって図鑑や本を読んでもらえばいいだけで、手術も寛解も基本的にないし、対象を限定すれば非常に管理しやすいんです。特に受け身型の人を20人も集めれば何年も経営は安泰です（笑）。そういうことに気づいた業者があるんでしょうかね。

宮岡　２０１６年に担当した日本外来精神医療学会のシンポジウムで、デイケアのやり方に問題がある医療機関がないかをかなり厳しく検討しました。しかし、周囲が問題を感じている医療機関の中には、自分たちはいいことをやっていると考えているところもあって、難しいんですよね。もちろん、十分検討してきちんとやっている施設もあるのは事実です。

内山　真面目にやっている人は迷惑でしょうね。

宮岡　私は年金関係で1例、非常に困ったことがありました。2～3年、障害年金をもらっているという人が紹介されてきたのですが、どう考えても発達障害ではないのです。よく話を聞いてみると、診察も最初の1回か2回は本人が行っているけれど、あとの2年あまりは家族しか行っていない。こういうのは精神科医の質を問われる問題だと思うけれど。

内山　そう思いますね。

宮岡　障害年金が出ていることがかえって患者さんの社会復帰を妨げているのでは

ないかと思いました。

内山　障害年金を精査しないで出してしまうと、ミクロに見れば患者さんは助かるし、医師も助かる面がありますが、マクロに見れば年金制度を壊すことにつながりかねないという問題がありますね。

宮岡　病気というレッテルを貼ることで疾病利得の面が出てくる場合もありそうです。安易な医療化と考えると、作られる病気とも言えるかもしれません。ＡＳＤはその渦中に巻き込まれた病気でもありますね。

内山　まさにそうですね。

宮岡　私は「第二のうつ病だ」と言っています。診断基準を甘くすることで患者数が増えて、医療機関は患者数が増える。会社を休む理由になりやすく、休むことでかえって「病気だから仕方がない」という感じを会社も本人も持ちやすい。いろんな面で似ている部分が出てきているのは否定できないでしょう。

ポイント
- 発達障害は「第二のうつ病」とも言える
- 病気というレッテルを貼ると疾病利得が出ることもある

【社会とのかかわり①　職域】

デコボコの〝デコ〟を上手に使うべき　医師と会社が連携して合理的配慮を

宮岡　職域とのかかわりに関する話を少ししたいと思います。最初は「発達障害という診断で安心する上司」についてです。

これは、職場の中間管理職である上司が「お前の指導が悪いから部下が能力を発揮できないんだ」と上から怒られていたのが、その部下に発達障害という診断がついたとたんに「自分が悪いんじゃない。あいつの能力の問題だったんだ」と安心してしまうケースです。実際には多少ASDの傾向はあるにしても、上司の考え方や行動を変えてほしいことも少なくありません。産業医をやっているとけっこうあるのですが、こういう場合、具体的にはどうしたらいいでしょうか。

内山　企業としては収益を上げたいわけだから、上司はまずその人を上手に使う方法を考えてほしいですね。いわば発達がデコボコなんだから、デコを上手に使ってほしいんだけれど、あんまりそういう意識はないですよね。

それと上司の人が、病気があるかないか、オン／オフで考えていることが非常に多いのですが、発達障害の場合、障害はずっとあるので、オン／オフではなくて、その人に合わせた仕事をしてもらわないと難しいわけです。でもそういうことにも、日本の企業は慣れていないですよね。

例えばうつ病の場合、主治医に対して「うつ病が治ったから、会社に行っていいですよ」という診断書が欲しいと言われますよね。でも、発達障害の場合はそういう診断書を書いても意味がないんですよ。だって、合わない仕事だったらすぐにまたダメになっちゃうし、逆に合っていれば実力を発揮し続ける可能性がある。そういう問題なんだけれど、その理解はなかなか進まないんですよね。

宮岡　会社のほうからも最大限の仕事をこなさないと困るからということで、上司に圧力がかかって悩んでいるケースもあるとは思うのです。それでも、「診断書を出してくれ」と言われた医師は、違うことにはきちんと「違う」と言わないといけない。

内山　そうです。違うことに対しては「違う」と言う勇気は必要ですよね。勇気というよりも当たり前のことなんだけれど…。障害年金でも診断書でも、患者さんの言う通りに出すのが「いい先生」と言われるとは思いますけどね。

宮岡　一方で医師の診断書が出て、「休む必要がある」とされたら、企業は休ませざるをえないわけですよね。私は非常勤で産業医もやっているのですが、主治医が「休みなさい」という診断書を出しているのに対して，産業医の立場から「休まなくていいよ」と言うのはなかなか難しいです。

内山　言いづらいですね。

宮岡　これはけっこう勇気がいります。「何か起こったらどうしよう」と思うので。本当は産業医と主治医はもっと連携をとるべきだというのはあるんですよね。

宮岡　医師は，企業との連携は絶対にちゃんとしたほうがいい。発達障害の場合には，それこそ合理的配慮が必要です。

内山　実際，発達障害といわれて落ち込む人と，安心する人の両方がいるわけです。「自分はこれ以上やるのは無理なんだ」と，頑張ろうとしなくなる方はどうしても出てきます。また支援システムが行き届きすぎてしまうと，支援の方が「あなたは発達障害でこれ以上は無理だからもうやらなくていいよ」と言うので，本人がそれ以上やらなくなってしまうというケースもけっこうある。

宮岡　そうか。それは問題ですね。

内山　私の場合，産業医の立場で主治医に対してわりと厳しい手紙を書いています。少しコミュニケーションが下手なだけの方に安易に発達障害という診断をつけている場合，「先生はどの症状をとってこの診断をつけたのですか」とか，「この診断で，なぜこの薬がこの時期に処方されているんですか」と聞いたりします。

内山　怖いですね（笑）。

宮岡　同僚にも、そんな手紙を書くのはお前ぐらいしかいないと言われます（笑）。でも、産業医と主治医は、あるいは医師間でそのぐらいの厳しい議論をしないと、本人のためにも会社のためにもならないというのが私の持論なのです。

内山　そういう手紙を書いた場合、どういうお返事が来るのですか。

宮岡　いろいろですね。何か半分ごまかしのような返事もあれば、「自分はこういう考えのもとでこの薬を続けました」とびっくりするくらい長文の手紙が来たこともあります。

内山　それは真面目な先生ですね。

宮岡　真面目なんです。内容にあまり納得できなくても、ここまで熱心に診ている先生だったら大丈夫かなと思うことがありますね。

内山　産業医が精神科医とは限らないですものね。

宮岡　近年、嘱託で精神科医を雇う企業が増えています。私も月1回行っていますが、嘱託で精神科医を雇うと、従来からいた産業医がメンタルなことにかかわらなくなってしまうことがあるのです。

特に、最近の産業医が最も苦手とするのがメンタルなので、精神科医を嘱託医として雇うことを産業医が喜ぶことがあります。私は、本来産業医がメンタルなことにもかかわって、どうにも難しいことは精神科医に紹介してほしいというスタンスなので、嘱託として精神科医を雇うことが本当にいいことなのかどうか、少し疑問に思っています。

また最近は、クリニックの精神科医の先生方が精神科産業医の会を作っていて、そこへ連絡すると「この地域だとこの先生がいます」と紹介してくれるようです。これによってクリニックの精神科医は働き口を得られるうえ、給料もいい。そこでは利害が一致しています。

これらの結果、内科の産業医はますますメンタルな面を診なくなるし、社員にメンタルの問題が起こると、リワークに送って役割を果たしたような気になる、という問題につながっているのかもしれないと思っています。

【社会とのかかわり②　教育現場】

生徒に発達障害の診断がつくと教師が努力を放棄してしまう？

宮岡　教育現場の現状はどうなんでしょうか。

内山　教育というと大学とかですかね。

宮岡　高校以上かもしれないけれど、そういうところで生徒にＡＳＤやＡＤＨＤという診断がつくことによって、教師がよりよい形でかかわってくれる場合もあれば、「できなくても仕方がない」とあきらめのような感じを持つことがあるのではないかとも思います。

内山　確かに両方あります。僕に言わせれば、大学は最近ちょっと努力してきていると思うけれど、高校はまだまだですね。ＡＳＤでもＡＤＨＤでも、発達障害の診断がついてしまうと、先生側が「それじゃあ仕方がないよね」と、努力を放棄してしまうことがありますね。

宮岡　そういう傾向がありますよね。

内山　中には「どうせ義務教育じゃないし」と言う人もいるし。理解が進まないところはなかなか難しいですね。

宮岡　大学のほうがもう少し時間的にゆとりがありますか。

内山　そうです。

宮岡　高校の場合、生徒を大学へ合格させないといけないみたいな事情もあるから、先生も追い込まれているのかな。

内山　それもあるかもしれませんよね。

宮岡　精神科医が何か言ったところで、学校の先生方はぜんぜん聞く耳を持たない感じですか。

内山　そんなこともないけれど、高校は授業によって担当教員が違いますよね。だから責任の所在がはっきりしないんです。一応担任はいるけれど、担任はホームルームを受け持つくらいなので、生徒は何かあっても誰に相談していいのかわからない場合もあります。スクールカウンセラーもせいぜい週に1回カウンセリングするぐらいで終わってしまう。週1回のカウンセリングでは、なかなか成果が上がらないですよね。

宮岡　スクールカウンセラーには修士課程修了直後の人もいるし、カウンセラーになってからの教育体制も曖昧なので、多くを期待するのは難しいですね。中学生や高校生の自殺が時々報道されますが、自殺した生徒には小学校の頃にＡＳＤの診断がついていたのに、まったく配慮がされていなかったケースもあるようです。配慮しようとしても学校や教師の対応能力に限界があったと考えるべきでしょうか。先ほど先生がおっしゃった、ＡＳＤの診断がついたら教育に力を入れなくなる面も関係するかもしれませんね。いずれにせよ「もうちょっと注意してあげて」と思いますね。

内山　自殺のケースで第三者委員会✻ができますよね。表には出てこないのだけれど、実際には亡くなった子が発達障害だったケースはあります。ただ、オープンにはできないんですよね。

宮岡　そこにやや社会の偏見があるのを感じます。かえってオープンにしたほうが「いろんな子がいるよね」でいいかもしれないんですけどね。

内山　でも子どもの個人情報はオープンにはしにくいですよね。

宮岡　「発達障害があるけれど、周りに問題があったから追い込まれたんだ」という理解でいいと思うんですけどね。

内山　そう思います。でも一部の親はオープンにはしたくないんですよね。自殺のあとの委員会の運営は非常に難しいようですね。

宮岡　具体的にどうすればいいですかね。

内山　自殺の前にいろいろなサインがあることが多いと思います。そのサインの段

✻**第三者委員会**
２０１７年に文部科学省が発表した「いじめの重大事態の調査に関するガイドライン」では、「調査組織については、公平性・中立性が確保された組織が客観的な事実認定を行うことができるよう構成すること。このため、弁護士、精神科医、学識経験者、心理・福祉の専門家等の専門的知識及び経験を有するものであって、当該いじめの事案の関係者と直接の人間関係又は特別の利害関係を有しない者（第三者）について、職能団体や大学、学会からの推薦等により参加を図るよう努めるものとする」と規定している。

階で気づいて、きちんと合理的配慮をしていくことが大事です。学校は合理的配慮をする義務があるし。スクールカウンセラーや精神科医に相談手続きをとることだけで学校は安心してしまう、責任は終わったと思ってしまいがちです。いじめが学校で起きているのだから、本人のカウンセリングだけではどうにもならないです。学校側がいじめの起こりやすい休み時間や放課後に目を配るなど、きちんと配慮することが大前提ですね。

学校側の対応が改善しない時やいじめが継続する時は、僕は子どもや家族に不登校を勧めます。そうすると心配する親御さんや怒る先生もいますが、義務教育といっても病気の時まで登校する義務はないし、実際にインフルエンザや腹痛、怪我などで学校を休む場合もあります。それなのになぜ、いじめられて死にたいくらいつらい目に合うのがわかっている学校に行かなければならないのか。それは子どもの権利侵害です。だから自宅で勉強などをする体制を整えて、学校は休めばいい。僕はそういった説明をしています。

【社会とのかかわり③　司法】

興味の追求が犯罪につながることも動機が理解しにくく同情を得られにくい

宮岡　すごく頭のいい名古屋の大学生が、高齢女性を殺害した事件✽がありましたね。

内山　ありました。弁護側は広汎性発達障害と躁うつ病の合併と主張しましたが、あの子はアスペルガーとバイポーラーが疑われているようです。

宮岡　バイポーラーもありますか。

内山　両方あると思います。

宮岡　ほかにも、弟が姉を殺したケースで、裁判の時もぜんぜん反省の色がないという報道もありました。

内山　大阪事件✽、懲役20年問題です。

宮岡　求刑より重くなったわけですね。司法における発達障害というのはどのように考えればいいんだろうというのが、いまだに私はうまく理解できないのですが。

内山　僕は日本司法・共生社会学会✽の会長なんです（笑）。

宮岡　そうなんですか。

✽名古屋大学元女子学生殺人事件
→4頁参照

✽大阪事件（平野区市営住宅殺人事件）
2011年7月に姉を刺殺したとして殺人罪に問われ、逮捕後の精神鑑定でアスペルガー症候群と診断された被告に対し、求刑の懲役16年を4年上回る懲役20年の判決が言い渡されたもの。社会の受け皿のなさや再犯の可能性が判決理由とされたが、それに対し当事者団体や専門家などから抗議の声が相次ぎ、その後の控訴審判決（2013年2月）では一審判決を破棄し、懲役14年が言い渡された。

✽日本司法・共生社会学会（PandA：Protection and Advocacy society of Japan）
障害のある人の権利擁護や罪に問われた障害者に関する研究、および研究者相互の連携・協力をはかることを目的

内山　厚労省の研究班で調査した支援の実際*を本にまとめたのですが、結局、裁判官はほとんど理解していないように思います。弁護士は理解のある人が増えてきたけれども、まったくない人もまだまだいます。

　裁判員裁判では検察側が被害者に同情するように仕向けるようなこともあると聞くので、裁判員は被害者にすごく同情的になりがちです。発達障害の人は変わったことをることが多いから、どんどん判決が重くなる傾向があります。

　この点、日本は非常に遅れているのです。例えばイギリスだったらダイバージョン*の制度があって、どこかの段階で発達障害が疑われたら、そこで医療にダイバートするのです。それが日本ではほとんどない。また発達障害の視点で加害者をスクリーニングにかける国もありますが、それも日本はまったくありません。

宮岡　司法では正式に病気になっているのかどうかが曖昧な感じですよね。

内山　そうです。日本では障害があってもサポートする人がつきませんし、弁護士でさえ立ち会えないでしょう。例えばイギリスだと捜査の段階で『適切な大人』と訳すしかない appropriate adult として、代弁者がつきます。もちろん取り調べは全部録音録画されているし、弁護士もつきます。

　それに対して日本では、加害者をサポートする制度は乏しいです。やっと取り調べの可視化が導入され始めましたが、まだ付添いすらつかないのが通例のようです。

として、福祉・司法・医療・教育・ジャーナリズムの専門職や支援者により設立された。

* **『発達障害支援の実際―診療の基本から困難事例への対応まで』**（編集：内山登紀夫、医学書院、2017）

前書10頁、177頁など

- 色や金、欲ではない、特殊な動機が世間を驚かす
- 一般的な社会通念や道徳観を刺激する犯罪も多い
- 情動コントロールが苦手。抑えがきかずに舞い上がってしまうことがある
- 反省を上手に表現できない。場をわきまえず思ったことを口にするので裁判では不利

* **ダイバージョン（diversion）**
逮捕、警察、検察、裁判、処遇（刑務所への入所など）の

稀に付添いが認められた例はありますが。

宮岡　非常に素人っぽい質問ですが、例えば「『殺せ』『刺せ』という幻聴に左右されて刺しました」と聞くと、精神科医は一般的に「ああ、統合失調症が悪い時はあるかもしれないね」と思いますよね。ではASDの人の他害行為（💡）は、どんな心理過程で起こりやすいのですか。

内山　強いこだわり、興味の追求、テレビや劇画の場面を再現するような場面再現的な模倣、過去のいじめられ体験などのフラッシュバックで同様のことをしてしまうなどが関係していると思います。

名古屋の事件はタリウムですよね。イギリスでも1件ありましたが、タリウム事件は理科実験的です✲。イギリスの事件では、自分の親に今日は何ミリ、今日は何ミリと少しずつ飲ませて観察日記をつけ、状態がどう変わっていくか見ていました。

宮岡　それは何症状？

内山　本人の共感性が薄いということもあるから社会性の問題もあるし、限局した興味を追求するということでもある。社会性とイマジネーションの障害でしょうね。

宮岡　幻聴で人を刺したみたいに、もう少しわかりやすい説明があると、「発達障害も病気としてちゃんと診ないといけないよね」という社会の理解につながりそうな気がするのです。今のお話でも、「それで刺すかな？」と思う人は多いのではないで

どの段階においても、触法精神障害者をこの刑事司法手続きから精神医療などの保健・社会サービスに移行する制度。

💡 **前書79頁**

- 暴力をふるう場合が多いのはこだわり関係（自分が決めていたスケジュールやルールにのっとっていない、など）
- 逸脱行為を注意された場合
- イマジネーションの障害により、手加減ができない点も大きな問題である

✲ **犯罪の理科実験型**

藤川は広汎性発達障害の非行を次の4タイプに類型化した。

- 対人関心型
- 実験型
- パニック型
- その他　障害本来型

（藤川洋子：非行と広汎性発達障害．日本評論社、2010）

しょうか。

内山　確かにもうちょっと説得力のある説明がほしいですよね。

宮岡　社会に対してもう少し説得力があったほうがいいような気がしますよね。

内山　明らかに関係しているのは孤立と過去の虐待歴ですね。

宮岡　でも今の社会では「友だちがいなくて、こだわりがあって、孤立している人はたくさんいる」という話になりかねないですよね。

内山　社会にいづらいんですよね。鑑定結果を見ると、さっきのタリウムの事件のように実験的な理由が比較的多いんですよ。興味の追求なんですよね。しかも普通の人には非常にわかりづらい説明で、その結果、重罪になりやすいんです。

宮岡　逆にそこのわかりにくさが、かえって発達障害、特にASDを社会にわかってもらう材料になりそうな気がするんですけどね。「こういう思考になっちゃうんだよ」と説明することで。

法廷で反省の色がなかったというのは、わかるんです。「こういう人は世の中で一般的に言う反省って難しいよな」と思えるのですが、やっぱり「刺すかなぁ?」という疑問は残ります。発達障害の場合、どんな心理で行動に出るのか、あるいは他害に至る発達障害と至らない発達障害はどこが分かれ道なのか。そこが疑問なんです。

内山　それはすごく大事な問題です。僕は、やはり虐待環境やいじめられ体験などが関連していると思います。ただ、そうでない事例もありますから、どこが分かれ道かというのは難しいですね。

宮岡　イギリスは代理人がつくぐらいの感じで動いているそうですが、日本で医療観察法の事例で発達障害だけで指定入院になった例はありますか。

内山　多くの場合、主診断が統合失調症で、副診断が発達障害だと思います。

宮岡　知的障害はあるのですけど、発達障害だけのケースはないですよね。やっぱり判断できなかっただろうということで。それは多少触れないとまずいですね。そこもすごく興味があります。

　こうしてお話を聞いていると司法場面で理解がされにくい現状があるのは確かですね。われわれもつい、「やっぱりそれは本人が悪いよね」と言ってしまいそうになるような事例が多いですからね。

内山　そうなんです。同情をかわない事例が多いんですよ。だから弁護士は苦労する。

宮岡　話がそれますが、私も今、診断に迷う例を診ています。過去に周囲への暴力で複数回、措置入院*をしたことがある方ですが、診断は統合失調症と言われた時と広汎性発達障害、あるいは両方の合併と言われたことがある。周囲から見ると、

*措置入院・医療保護入院
精神保健福祉法に定義されている精神科病院への入院形態。自傷・他害のおそれがある場合に知事の権限で強制的に行うものを措置入院、本人の同意が得られない場合に保護者の同意に基づいて行うものを医療保護入院という。

ちょっとしたことで興奮して周りの人を殴ったとか、急に不安定になって人に乱暴したなどです。私は退院後にフォローしていますが、入院時の最後の主治医がデポ剤を用いたら、今までで一番落ち着いているんです。

でも、今まで幻覚や妄想などの統合失調症の症状はなくて、抗精神病薬が効いたからといって統合失調症とは言い切れないし、発達障害の合併なのか、統合失調症とＡＳＤの鑑別に迷うことはそんなにないだけに、この例にはいろいろ教えられています。だから犯罪と発達障害の関係については、もっと普通の精神科医、あるいは社会にも説得ができる論理がほしいのです。

内山　確かにそうですね。

宮岡　司法鑑定の時に「発達障害かな」という視点を持つ精神科の先生は増えていますよね。

内山　確実に増えてきましたね。

宮岡　そこで「ＡＳＤがありました」という場合に、刑が軽減されるということはあるのですか。

内山　考慮されるようにはなりましたが、例えば大阪事件のように、かえって刑が長くなったケースもあります。

宮岡　やったことと疾患が結び付けば刑が軽減される可能性があると思うんです

＊デポ剤
持効性注射剤

よ。ところがＡＳＤの場合、例えば「きたないものが嫌なのに、中古のきたない電気製品をくれたから刺しました」というのではね…。

内山　同情しないですよね。

宮岡　「それは単にお前が怒っただけだろう」と受け取られてしまって、減刑どころではなくなっちゃうわけですね。裁判の判決は社会が許容するかしないかによってかなり左右されますし、「もっと懲罰を負わせないといけない」というような社会の空気がすごく影響しますよね。

内山　司法は特にそのあたりを意識しますよね。

宮岡　私の印象ですが、裁判所や検察が「こういう結果を出してくれる先生に」というように、鑑定の依頼先を選んでいるようにも思えるのですが。

内山　その通りです。ストーリーがほぼ決まっているんです。ストーリー通りの結果を出すと採用されるし、こういうストーリーを書いてほしいんだなとわかるんですよ。だから「僕はその考えにあんまり賛成できません」と言うと、依頼されない（笑）。弁護側も検察側も、ストーリーは先に決まっているのです。

宮岡　出来レースっぽい。世の中はそういうものだと最近やっとわかってきた（笑）。

【コメディカルへの take home message ①】

精神科医の診断を鵜呑みにしすぎない心理職も診断の視点を持って対応を

宮岡　最近はコメディカルという呼称をやめて，すべての医療スタッフがメディカルと呼ばれています。パラメディカルからコメディカルを経て，メディカルになるという呼称の変化は，医療の在り方の改革そのものといってよいでしょうね。本来，心理職も，医師以外のメディカルスタッフと呼んだほうがいいですが，現状での用語の広まり方を考えて，ここではまだコメディカルという用語を使うようにします。

スクールカウンセラーにしても産業保健師にしても，一人の精神科医が「この子は発達障害です」「この方はＡＳＤです」と診断をすると，「精神科医がそう言ったから」と信じてしまう傾向がありますね。

内山　確かに強いかもしれませんね。

宮岡　先日，病院の退院支援をやっている方から，ＡＳＤの診断がついている人にどう働きかけたらよいか，本当にＡＳＤという診断でよいのだろうか，退院先としてどういう場所を探したらよいかと相談を受けて，一緒に診させてもらったのですが、実際に診てみるとＡＳＤは確かに間違いではないかもしれないけれど、それよりもパーソナリティ障害の要素が非常に強い。今はむしろパーソナリティの問題のほうからアプローチをしたほうがよいのではないか、とコメントをしたのです。

コメディカルが医師の診断を優先しすぎるという印象を持っています。優先せざるをえないのが現状だとはわかるのですが、本当はもっとセカンドオピニオンを求めていいし、コメディカル自身が自分の考えをもっと主張してもいい例だと思いました。このような点について内山先生はどうお考えですか。

内山　例えば先ほど宮岡先生が例に挙げられたがんの治療の場合、医師が「ステージいくつ」と言えば、次にやることは決まってきますよね。でも発達障害の場合は、そもそもパーソナリティ障害を合併していることがあるし、すごく多様だから、診断がついたからといって次にやることがすぐに決まるわけじゃないんです。そのベクトルはすごく弱い。すごく多様な、大雑把なベクトルしかないわけで、その中のどこから手をつけていくかというのは個別の対応になります。「ＡＳＤという診断がついたからこうしよう」というようにはなかなかいかないということについて、もう少し理解してもらえるといいのにと思うことはけっこう多いです。

宮岡　「ＡＳＤという診断がついたから対応や治療方針が決まる」という問題ではないという点は重要ですね。「診断がついて初めて治療が決まる」という医療モデルとはちょっと違う考えが必要ですね。スクールカウンセラーの場合はいかがですか。

内山　スクールカウンセラーの場合も、やや情報を鵜呑みにしがちなところがあるように見えます。ASDという診断を鵜呑みにして、ASDについての本を読んでその情報をまた鵜呑みにして、ASDだけでカタをつけようとする。でも先ほども言った通り、ASDにもいろいろあって、家族背景も違うし、生活環境も違うし、合併症状も違うのですが、情報を鵜呑みにしてしまうと「ASDはこうすればいい」という感じで、杓子定規の対応になってしまうんですよね。

もっとまずいのは、精神疾患はいろいろあって、それぞれに少なくとも求められる対応があるのに、何の診断がついていても同じ対応しかしない人です。実際にそういう人も少なくありません。

基本的にスクールカウンセラーは、何回もケースに会うはずですから、会う回数を重ねるうちに、この人はパーソナリティ障害っぽいなとか、ASDっぽいなとか、いろいろな情報が出てくるはずなんですよ。その情報は絶対に活かしたほうがいい。精神科医なんてせいぜい1時間程度の面接で診断をつけているケースが多いんですから。スクールカウンセラーは毎週のように会って、年間にすれば何十時間も会うわけだから、そうした中で診断情報を確認したり、評価が変わったりということがあってもおかしくはないんですよ。

あと、これは人にもよりますが、医師へのフィードバックが少ないカウンセラーもいますね。そうした人は教師へのフィードバックも少ないから、だんだん当事者と二人の世界に入っていってしまって、最終的にどうしていいかわからなくなってしまう可能性も出てきます。

宮岡　コメディカルの方々は、少しでも引っかかることがあったら、診断をつけた精神科医と電話ででも話してみるといいですね。もちろんご本人やご家族の同意を得て。

内山　そう。ぜひ議論してほしいですね。

宮岡　別の精神科医のセカンドオピニオンを求めることについてはいかがですか。

内山　いずれにしても、複数回やるといいですね。

宮岡　とにかく自分だけの考えで走らないということです。

内山　僕は、心理職も診断する視点でカウンセリングすべきだと考えています。彼らも心の専門家なので、診断を医師に任せっきりにしてしまうのではなく、その視点を持って対応するとよいのではないでしょうか。

宮岡　心理職は診断を医師に任せてはいけない、ということですね。

内山　いけないです。イギリスでもアメリカでもクリニカルサイコロジストは診断をします。彼らは診断に対する責任を負っているから、情報もちゃんと集めるわけです。

宮岡　心理職は診断に対する責任を負っていないというか、そもそも責任を負うという環境に置かれていないという面が大きいんでしょうかね。

内山　そのあたりは難しいところですが、診断というフレームを使わず、患者さんとの関係性だけでやっていくという姿勢の人もいます。僕としては、もっと診断に関与してほしいという思いです。

日本で心理職の診断への関与が薄いのは、医師側の責任もあったと思いますが、少なくとも治療に参加するのであれば、診断という視点をきちんと持つ必要がありますし、医師であろうと心理職であろうと、同じ専門家として対等の立場で議論しなくてはいけませんよね。

宮岡　現状は、心理職は患者さんの話を受け身的に聞くケースが多い印象ですね。

内山　傾聴するんですよね。

宮岡　そう。傾聴がメインなので、もう少し聞き出すという姿勢になるといいですね。

内山　心理の先生は情報を聞き出すのではなく、自発的に出てくる情報を待つ人が多い気がします。

宮岡　それはなぜですかね。そういう教育が多いわけでしょう。

内山　理由はわからないですが、情報を待つ人が多いですね。ロジャースが典型的だけれど、発達歴などを聞かずに本人との関係性だけでやっている。

宮岡　このあたりは精神科医とかなり違いますね。今回、公認心理師✽という国家資格ができて、心理職に求められるもの、期待されるものも今後変わっていくと思いますが、これをきっかけに守備範囲も守備の仕方も変えてほしいと思うこともあります。

内山　学派へのこだわりが強い先生もいますが、自分の専門以外のことも積極的に取り入れていくと視野が広がっていいと思います。

✽公認心理師
→71頁参照

【コメディカルへの take home message ②】

特定の精神科医に心酔しないほうがよい
心理テストへの過度な信頼も禁物

宮岡　先ほどの「鵜呑みにしすぎるな！」という議論とも関係しそうですが、ある特定の精神科医の考え方に心酔している心理職やソーシャルワーカーなどのコメディカルの方に危機感を覚えることがあります。例えば発達障害に関する本も、同じ出版社から出ているものであっても、書く人が違えば内容も全然違う可能性があるのだから。まあこの本もそうかもしれないけれど。幅広く読んでみて、それぞれをしっかり理解してくれるといいですよね。あまり売れすぎる本はかえって気になる。

内山　確かにいろいろな先生の意見を聞くという習慣は大切ですね。
　例えば、ダウン症でＡＳＤの子についてのカンファレンスをする場合、医学部の学生や研修医は、まずダウン症とＡＳＤを合併した子についての文献を検索して、そういう子の特徴は何かなというところから調べ始めます。ところが、心理系の場合、大学院生も教員もそうしたことをするケースは少ない。なぜなら患者との関係性の世界がメインだから、文献に当たるとか複数の人から話を聞くという発想を持ちにくいんだと思うんです。だから特定の流派の先生についたら、その先生が神様になるんです。

宮岡　「特定の先生の著書しか読まないという姿勢は直すべきだ」というのは強調したいですね。

内山　やはり僕は、ケースを診る時には、できるだけ文献検討をしてほしいと思います。例えば、高機能ＡＳＤで幻覚妄想がある人がいたら、まずその特徴を文献で読むしかないですよね。

宮岡　精神科医でも、文献を調べて科学的に物事を言おうとしている精神科医と、あまり文献を調べないで、自分の持っている知識なんて限られているのに、その範囲のみから語る精神科医がいる。前者は科学、後者は信仰だと思うんですよ。

内山　宗教ですね（笑）。

宮岡　信仰に近い。信仰のほうが心酔はしやすいと思います。別に心酔している先生がいてもいいから、「ぜひ違う人の本も読んでみてください」と言いたいですね。

内山　その通りです。

宮岡　あと、ここでもう一度振り返っておきたいのは、心理テストの現状と活用についてです。心理テストの結果をもとに「ＡＳＤです」などと診断をしたり紹介状を書いたりする精神科医がいるというのが気になります。これまで散々議論してきましたが、心理テストを参考に面接するのはかまわないけれど、「心理テストでこの特徴があるからASDである」ということは絶対に言えないわけです。

内山　絶対言えないです。

宮岡　そのことを改めて強調しておきたいと思います。

内山　宮岡先生がおっしゃる心理テストというのは具体的にはどんなテストを指していますか。

宮岡　一番よく出てくるのはWAIS✲の下位尺度のばらつきだと思います。構造化面接などによって、発達歴そのものを尋ねるような検査は区別した方がいいですね。

内山　WAISのばらつきはない人もかなり多いですからね。

宮岡　一方で、「ばらついたらASD」とも言えないと思うんだけれど。実際ちゃんとした妥当性や信頼性研究もないようです。大人の場合、これほど評価者ごとに診断がばらつけば、研究自体も難しい気がしますが。ASDとWAISの下位尺度のばらつきは、どの程度に考えておけばいいですか。

内山　ばらついている人のなかに、確かにASDの割合はちょっと多いと思います。でも、診断根拠にはまったくならないです。フラットだけれどASDという人も山ほどいますからね。

✲WAIS
→68頁参照

宮岡　ロールシャッハテスト✽はどうですか。

内山　これもあまり…。統合失調症と区別がつかないと思います。あと、PARS✽は一応発達障害に特化しているけれど、例えば知的障害とか統合失調症との鑑別はできません。普通の人、疾患のない人とは鑑別できるかもしれないけれど、実際の臨床は複雑ですから。例えばBDI✽でうつ病とかは診ないですよね。統合失調症も、うつ病の人もいっぱい引っかかるわけで、そういう発想がない人が、精神科医にも多少いるのかな。

宮岡　「WAISの下位尺度にばらつきがあるからこの人は発達障害ではないでしょうか」と私のところへ紹介してくる精神科医は非常に多いです。

内山　それは非常にまずい。

宮岡　「あなたはこういうことが苦手だね」とか、「こういう時、なんでそう思うの？」というように面接で確認しながら活用するということであればいいと思うのですが、それだけで診断を下すのは非常に危険ですよね。心理テストは、使うとすれば一緒に読みながら参考にして「あなたはこんな特徴があるんだね」という感じくらいがいいんでしょうね。

内山　そうそう。あくまで特徴をつかむ一つの材料、素材であって、診断根拠ではないです。

✽ロールシャッハテスト
→126頁参照

✽PARS（Pervasive Developmental Disorders Autism Society Japan Rating Scale）
広汎性発達障害日本自閉症協会評定尺度。①対人、②コミュニケーション、③こだわり、④常同行動、⑤困難性、⑥過敏性の全6領域・計57項目でPDDへの支援ニーズを評価するもの。

✽BDI（Beck's Depression Inventory）
ベックの抑うつ評価尺度。うつ病の重症度評価を目的とした自己記入式の質問票。悲哀感や自己嫌悪感など全21項目について、過去1週間の状態を4段階で評価。

宮岡　保護者から心理テストについて質問されるケースも増えましたよね。

内山　そうですね。保護者の方には、実際にテストをやる場合には学校の担当の先生と「なんのためにやるのか」をよく相談することをお勧めしています。子どものメンタル状態によってはテストをしないほうがよいこともあるんです。テストを受けることには心理的負担もありますからね。

テストを勧める教師やスクールカウンセラーなどの専門職の方は、テストが必要な理由をきちんと保護者に説明してもらいたいです。最終的にテストをやるかどうかは、主治医や実際にテストを行う心理職が判断することだということも含めて説明してもらうのがよいと思います。

宮岡　そうですね。そもそも心理テストをやるのであれば、患者さんに対して「これは医師が参考にするための情報です」と言うのみで、具体的な説明をしないというのは進め方として問題があると思います。

また、患者さんから心理テストの結果をそのままもらいたいという希望が出ることがありますが、その場合は「心理テストの意義と限界をきちんと説明できているか」「心理職がどの程度疾病の疑いに関係することに触れているか」「誤解が起こらない記載がなされているか」などを考慮してお渡しするか検討すべきですね。

【おわりに】

大人の発達障害は精神科医につきつけられた大きな試練

宮岡　さて、ここまで内山先生と対談をしてきましたが、発達障害については、個別性への対応が一番大事になるわけですから、かえって発達障害と一括りにいうことで、一律に対応できるのではないかというような思い込みをつくっているのではないかと思うことがあります。さらにはＡＳＤといっても、大人では環境によっていろいろな特性が出てくるので、診断に対応する一定の対応を決めにくい。ＡＳＤと診断することで、かえって症例ごとの個別性が軽視されるのではないか、などという心配もあります。

例えば発達障害のリワーク、デイケアというけれど、発達障害という病名がないほうが医療あるいは世の中は対応できるのではないかという疑問を感じることもあるのです。

子どもの場合は問題点に置かれた環境ごとのばらつきが大人より小さいように思うので、あったほうがいいかと思うのですが、大人になってからの発達障害という言い方はなくていいんじゃないかと思ったり。

内山　僕はあったほうがいいと思いますけどね。確かに支援、サポート、治療は個別的なんだけれど、ＡＳＤの場合、社会性、コミュニケーション、イマジネーションという三つの障害は共通しています。

宮岡　一応それがあるわけですね。

内山　その特徴は基本的に一生変わらないという予後予測にはなると思うのです。視覚化するとか、情報を整理するとか、薬物療法よりも情報整理とか、環境設定が大事だとか、精神分析よりも具体的指示が大事だとか。そういう非常に大枠のプランニングが立つから、そこは必要かなと僕は思うんですね。

宮岡　根本的に支持の仕方が変わってくるということがありますからね。

内山　その中で個別に評価して具体策を考えるという感じですかね。

宮岡　結局、「大人の発達障害」に関しては今後も課題ばっかりみたいな話で終わりそうです（笑）。

内山　今後というか、今も課題が山ほどある。

宮岡　強いて言うなら、どんなことがこれから一番大事と考えられますか。

内山　今、総合福祉法が施行されて、発達障害者支援法✻が改正されて、サービスプロバイダーがかなり増えました。先ほども触れましたが、それらのコーディネー

✻発達障害者支援法
→77頁参照

ション、クオリティ・コントロールとナビをどうするか。そこが今後の大きなテーマの一つになってきますよね。言葉では一括りに「支援」になってしまうけれども就労支援は就労支援で勝手にやっていて、福祉は福祉でやっていて、居住サービスは居住サービスでやっていて、誰もコーディネートしていない。それが一点です。

もう一つが高齢化。これも最初のほうで触れましたが、高齢者の発達障害をどうサポートするかということがこれから大事になってきます。要介護の人の中に、ASDという診断がついた人がこれから必ず増えてきますよね。認知機能障害という意味では認知症と共通点があるのだけれど、高齢者サービスの中でどのような仕切りをしていくか、そこは非常に大事じゃないでしょうか。

宮岡　私のほうはもう少し現実的かもしれないけれど、一つは、精神科医の質をどう上げるかも課題だと思っています。精神科医の診断の不一致が社会に迷惑をかけている感じがするので、精神科医の中でもう少し議論をしたい。

その中でさらに、精神科の診断はかなり社会性を持っているところがあるので、その障害が社会的にどう受け止められるかによって、変に医療化しないほうがいいことも多々あると思います。病気の範囲について、社会との関係で精神科医が考えていく必要性があることを非常に強く感じています。

それから大人の発達障害は統合失調症などとはまた別の次元で、コメディカルとの連携を強めなければ対応が難しい病態だと思うのです。その意味では、大人の発達障害は精神科医につきつけられた大きな試練でもあると考えています。周りからの議論をしっかり受けて、連携をとれるかどうかですね。

内山　そうですね。

宮岡　今回も大変勉強になりました。どうもありがとうございました。

内山　こちらこそありがとうございました。

■文献

- 6 頁　親子で ASD というイギリスとアメリカのデータ
- ・Wheelwright S, et al：Defining the broader, medium and narrow autism phenotype among parents using the Autism Spectrum Quotient（AQ）. Mol Autism 2010；1：10
- ・Losh M, et al：Defining key features of the broad autism phenotype：a comparison across parents of multiple- and single-incidence autism families. Am J Med Genet B Neuropsychiatr Genet 2008；147B：424-433
- 37 頁　雑誌コラム
- ・大人の自閉スペクトラム症は第二の新型うつ病？
  http://medical.nikkeibp.co.jp/leaf/mem/pub/series/miyaoka/201804/555698.html
- ・「大人の発達障害」に内在する 3 つの混乱
  http://medical.nikkeibp.co.jp/leaf/mem/pub/series/miyaoka/201605/546884.html
- 65 頁　発達障害は小学校で 6％くらいはいるとの調査結果
- ・文部科学省：通常の学級に在籍する発達障害の可能性のある特別な教育的支援を必要とする児童生徒に関する調査．2012
  http://www.mext.go.jp/a_menu/shotou/tokubetu/material/1328729.htm
- 87 頁　ウィングによる 6 例の詳細な症例報告
- ・Wing L：Asperger's syndrome：a clinical account. Psychol Med 1981；11：115-129
- 112 頁　雑誌『精神医学』掲載論文
- ・内山登紀夫：成人 ADHD の診断．ASD との合併と鑑別に着目して．精神医学 2017；59：217-222
- 129 頁　ADHD 者のための管理ツール
- ・中島美鈴，稲田尚子：ADHD タイプの大人のための時間管理ワークブック．星和書店，2017
- 136 頁　休薬の効果
- ・Ibrahim K, Donyai P：Drug Holidays From ADHD Medication：International Experience Over the Past Four Decades. J Atten Disord 2015；19：551-568
- 145 頁　注視点の研究
- ・Klin A, et al：Visual fixation patterns during viewing of naturalistic social situations as predictors of social competence in individuals with autism. Arch Gen Psychiatry 2002；59：809-816
- 178 頁　スキルアップ
- ・Oswald TM, et al：A Pilot Randomized Controlled Trial of the ACCESS Program：A Group Intervention to Improve Social, Adaptive Functioning, Stress Coping, and Self-Determination Outcomes in Young Adults with Autism Spectrum Disorder. J Autism Dev Disord 2018；48：1742-1760
- 187 頁　虐待によって脳に変化があったという MRI 研究
- ・友田明美：いやされない傷―児童虐待と傷ついていく脳．診断と治療社，2011
- 199 頁　ウィングの「パンドラの箱」
- ・Wing L：Reflections on opening Pandora's box. J Autism Dev Disord 2005；35：197-203
- 217 頁　ダウン症者はアルツハイマー病になりやすい
- ・Hartley D, et al：Down syndrome and Alzheimer's disease：Common pathways, common goals. Alzheimers Dement 2015；11：700-709

対談を終えて――内山登紀夫

時間の経つのはあっという間で、前著の発行から5年が過ぎました。今回も宮岡等先生との対談は刺激的で、あっという間に時間が過ぎていきました。聞かれていることに答えているうちに、自分の中で既知のこと、未知のことが分けられ、曖昧な部分の輪郭が浮かび上がってきます。発達障害の分野は変化が大きいことを改めて実感しました。

この5年間のうちに発達障害者支援法が改正され「社会的障壁」の除去、乳幼児期から高齢期まで切れ目のない支援や教育・福祉・医療・労働などが緊密に連携すること、司法手続きで意思疎通の手段を確保することなどが強調されました。また、NHKをはじめ、多くのマスメディアで発達障害が繰り返し特集されました。すでに5年前に発達障害が児童精神医学という枠組みでは捉えきれなくなっていましたが、それでも精神医学の中ではかなりの辺縁でした。それが現在は精神医学の辺縁から少し中心軸に近寄ってきたように思います。

成人発達障害の支援者、特に知的に正常な発達障害の支援はこれまで精神医学が中心でしたが、福祉領域の人々に加え、株式会社や様々な法人が参入し始めています。公認心理師法が通過したこともあり、今後は臨床心理学の領域でもこれまで以上に発達障害が語られることが増えるでしょう。

子どもでは放課後等デイサービス、大人では就労移行支援機関が急激に増えましたが、その質が問題になったり、サービス単価の決め方などで議論がされるようになっています。国の制度でできたサービスですが、公費が使われるため利用者の負担は少ないのです。ビジネスとして成立すれば、新たな異業種が参入してくるのは当然のことです。就労移行支援サービスの対象の多くが発達障害です。クリニックの患者さんの多くが利用しており、時にはスタッフが来院することもありますが、支援内容や支援者の知識や能力、態度には首をかしげざるを得ないことも少なくありません。

筆者は臨床心理士でもあり、臨床心理士教育には20年近く関わってきました。自らも公認心理師の資格をとるために4日間の「現任者講習」に参加しましたが、そこで提示される事例の多くが発達障害を想定していることに驚きました。10年前は当然として5年前でもこんなことはあり得なかったでしょう。とはいうものの臨床心理の領域では相変わらず親担当、子担当に分かれて「伝統的な」遊戯療法が行われることが多いです。精神医療の分野に目を向けるとPARSなどの検査が保険適用になったりと医療制度の中にも少しずつ発達障害が認知されてきています。

特にADHDについては保険適用の薬が増えました。発達障害への関心は高まったものの、5分や10分の外来で患者をみるには、薬に頼らざるを得ません。ここでも発達障害というニューカマーがくるわけですが、治療は伝統的な薬物療法が中心となります。

精神医療でも、現状は伝統的な治療の枠組みを変えずに発達障害というニューカマーを支援しようとしているように見えます。福祉の分野では新しいサービス制度のもとで発達障害の子どもや大人が適正な支援を受けられるかどうかが問題になっています。

また、女性と高齢者の発達障害やリワークにおける発達障害は新しいテーマでしょう。特に50代、60代の人の初診が少しずつ増えてきました。その場合、発達歴を把握することは難しいことが多いです。認知症との鑑別や合併は重要なテーマですが、まだほとんど手がつけられていません。そんなことを考えているうちに認知症と似ているところもあると思うようになりました。本書ではそのようなエビデンスがない私見も沢山述べさせてもらいました。

宮岡先生と医学書院の松本哲さんには大変お世話になり感謝いたします。また東京都立北療育医療センター神経内科の竹内千仙医師、大石剛一郎弁護士はじめ多くの方に貴重なご意見をいただきました。

まだまだ課題は山積みですが、本書をきっかけに、大人の発達障害の支援に関心を持っていただける方が一人でも増えればありがたく思います。

2018年5月

対談を終えて――宮岡　等

前著の発行から5年も経っているのに、大人の発達障害に関する議論は精神医学だけでなく、社会まで巻き込んで混乱の度を深めているように思えます。すでに高齢となった親から本人の子どもの頃の情報を得られないことが多く、精神医学では診断しにくいことも少なくありません。また最近の医療機関や福祉関連施設のあり方や収益性などを考えると、医療や福祉の中にどう取り込むかも大きな問題です。そして学校や職場では「発達障害」と診断されることで、教師や周囲の対応が変わってきます。

このような中、自閉症スペクトラムについて、内山登紀夫先生や私とは異なる主張を述べている専門家も少なくありません。今回の書籍についても、我々と異なる考えを述べている専門家の先生との対談にするという案も検討しました。しかしあまりいろいろな考え方がばらばらに出て、かえって話がわかりにくくなるのも困るし、5年前の対談で内山先生とは考え方の同じ点と違う点がある程度わかっているということを重視して、今回も対談をお願いしました。

特に私がここで強調すべきことはありませんが、1点だけ触れます。あらゆる精神疾患では、病因として、疾患へのなりやすさ（脆弱性）と環境の重荷（ストレッサー）を考慮します。自閉症スペクトラムでは脆弱性の影響が大きく、ストレッサーが小さければ症状も顕在化しにくいと考えられますが、対人関係や社会活動で症状が出ている方はストレッサーが大きいのでしょう。本書では、おそらく多くの他の書籍よりも、この状況への対処として、「脆弱性への訓練や練習よりも、ストレッサーの変更や軽減が強調されている」と思います。これは今後自閉症スペクトラムのリハビリやデイケア、ひいては診断をつけることの意義にも関係する大きな問題になりそうです。

前著の書評に「昔は医局で、仕事が終わった深夜にこういう先輩医師の会話を聞いて勉強した。この本はそんな場面を思い出させてくれた」と書いてくださった先生がいました。そのようなことを想定して実施した対談ではなかったのですが、私としては非常にうれしい感想でした。今回も「それは言い過ぎだよ」とか「医局の雑談なら言えるけど、正式なカンファレンスだと言えないかもしれないね」という内容が多々含まれていると思います。そのあたりを読み取っていただき、かつコメントもお寄せいただければ嬉しく思います。

前著発刊の頃から、北里大学精神科学教室では「おとなの発達障害研究会」が発足し、井上勝夫講師を中心とする児童グループに、ふつうの大人の精神科医や臨床心理士、さらには市の発達障害支援センターのスタッフまで加わって、個人情報に配慮しながら真剣に議論を続けています。私もここで多くを教えられており、彼らに心からお礼を言いたいと思います。

内山先生はもちろん、医学書院の松本哲さんにはわかりにくい部分を細かく指摘していただき、前著でも書きましたが共著者にはいってほしいほどです。松本さんのコメントで私の頭の中を整理できた面も少なくありません。本当にありがとうございました。
本書が読者にとって大人の発達障害の知識の整理に役立つことを祈っています。

2018年5月

宮岡 等（みやおか ひとし）

北里大学医学部精神科学主任教授／北里大学東病院院長
1955年生まれ。高知県出身。81年慶應義塾大学医学部卒業。88年同大大学院博士課程修了。東京都済生会中央病院、昭和大学医学部を経て、99年5月より現職。2006年4月からは北里大学東病院副院長を、2015年7月からは同院長を兼務。2017年7月より神奈川県医師会理事。
著書に「こころを診る技術―精神科面接と初診時対応の基本」（著、医学書院）、「内科医のための精神症状の見方と対応」（著、医学書院）、「こころの病は、誰が診る」（共著、日本評論社）、「精神医学の羅針盤―精神科の五大陸をめぐる冒険」（共著、篠原出版新社）、「脳とこころのプライマリケア」（共編、シナジー）など多数。

内山登紀夫（うちやま ときお）

よこはま発達クリニック院長／大正大学心理社会学部教授
1956年生まれ。三重県出身。83年順天堂大学医学部卒業。東京都立梅ヶ丘病院（現・東京都立小児総合医療センター）、大妻女子大学人間関係学部などを経て、2000年4月によこはま発達クリニック開院。2009年からは福島大学大学院教授を、2016年からは大正大学教授を兼務。
著書に「発達障害支援の実際―診療の基本から多様な困難事例への対応まで」（編、医学書院）、「本当のTEACCH―自分が自分であるために（学研ヒューマンケアブックス）」（著、学研）、「発達障害―早めの気づきとその対応」（共著、中外医学社）、「もっと知りたい！ アスペルガー症候群のおともだち（新しい発達と障害を考える本）」（監修、ミネルヴァ書房）など多数。

大人の発達障害ってそういうことだったのか その後

発 行 2018年7月 1 日 第1版第1刷©
2019年4月15日 第1版第2刷

著 者 宮岡 等・内山登紀夫

発行者 株式会社 医学書院
代表取締役 金原 俊
〒113-8719 東京都文京区本郷1-28-23
電話 03-3817-5600(社内案内)

印刷・製本 三報社印刷

ISBN978-4-260-03616-0